T0085553

LA MUJER Y SU PRÁCTICA

de los

DOCE PASOS

LIBRO DE EJERCICIOS

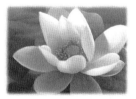

Stephanie S. Covington, Ph.D.

Traducido al español por Carrie R. Tamburo, Ph. D.

HAZELDEN®

Hazelden
Center City, Minnesota 55012
hazelden.org

©2000 por Stephanie S. Covington, Ph.D.
Todos los derechos reservados. Publicado en 2010
Impreso en los Estados Unidos de América
Edición en español publicada en 2010

No está permitida la reproducción, el almacenamiento en ningún sistema de
recuperación de datos ni la transmisión en ninguna forma ni por ningún medio
– electrónico, mecánico, de fotocopiado, grabado, de escaneo ni ningún otro –
de ninguna parte de esta publicación sin el expreso permiso por escrito del
editor. El no respetar estos términos podría exponerlo a persecución legal y
daños por violación de derechos de autor.

NOTA DEL EDITOR
Los Doce Pasos se reimprimieron con permiso de *Alcoholic Anonymous World
Services, Inc.* El permiso para reimprimir los Doce Pasos no significa que AAWS
haya revisado o aprobado el contenido de esta publicación ni que AAWS esté
de acuerdo con los puntos de vista expresados en la misma. AA es un programa
de rehabilitación de alcoholismo *exclusivamente* – el uso de los Doce Pasos en
programas y actividades que sean creados según el modelo de AA, pero que
traten de otros problemas, no implica lo contrario.

ISBN: 978-1-69285-983-2

NOTA DE LA AUTORA SOBRE EL DISEÑO DE LA PORTADA

El nuevo diseño de la portada de este libro (hecho en 2009) presenta la flor de
loto. La imagen de la flor de loto puede ser un símbolo significativo y poderoso
para la recuperación de las mujeres. La flor de loto emerge de aguas lodosas para
florecer. Aunque crece con sus raíces profundamente en el lodo, sale pura y sin
mancha. Se desdobla gradualmente, pétalo por pétalo para florecer a la luz del sol.

El lodo puede simbolizar comienzos oscuros, el mundo material o la oscuridad
de la adicción. El agua puede simbolizar la experiencia, la transición o la recuperación. La flor de loto puede simbolizar la pureza, el renacer, el despertar espiritual
y la iluminación. Durante miles de años se ha asociado la flor de loto con las
prácticas espirituales en muchas tradiciones religiosas. También simboliza el
desprendimiento de los deseos mundanos y de las apariencias.

Veo la flor de loto como símbolo de la recuperación de la mujer. La recuperación
es una experiencia de transformación. Cuando una mujer se recupera puede
decir, "la persona que soy hoy no es la que era antes". La elegante y bella flor
de loto que sale del lodo es la bella mujer dentro de nosotras..

Contenido

Introducción

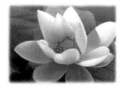

Desde el año 1935, cuando se fundó Alcohólicos Anónimos (AA), ha incrementado cada vez más el número de mujeres que han empezado los programas de recuperación que están basados en los Doce Pasos de AA. Sin embargo, hemos encontrado que la recuperación de la mujer puede diferir en algunas maneras a la del hombre. Es más, estamos descubriendo que la recuperación de cada persona es única, y que no hay una sola manera correcta para trabajar con los Pasos. Este libro de ejercicios fue escrito para ayudarla a crear su propio camino hacia la recuperación.

Usando los Pasos como guía, usted explorará lo que piensa, lo que siente y lo que cree. Luego va a integrar esta vida interior con sus acciones con otras personas en el mundo a su alrededor. Esta experiencia de integrar sus sentimientos y creencias (su vida interior) con sus acciones (su vida exterior) es lo que yo llamo *entereza*. Los Pasos proporcionan principios para vivir. Estos principios pueden ayudarla a desarrollar la integridad. El tema de los Pasos es que su vida puede corresponder a sus valores más profundos. Los Pasos la ayudarán a identificar sus valores; luego la ayudarán a ver cómo usted tal vez haya actuado en contra de sus valores en el pasado y cómo puede actuar de acuerdo con ellos en el futuro.

Usted volverá a este tema de unir su vida interior con la exterior a lo largo de su jornada. Progresar en la recuperación es como subir una escalera de caracol: usted sube y se aleja de una vida, la cual giraba en torno a lo que fuera su adicción: el alcohol, otras drogas, la comida o lo que fuera. La adicción es como una espiral que va hacia abajo, formando círculos cada vez más pequeños alrededor de lo que fuera su obsesión, pero en la recuperación usted va hacia arriba en una espiral que se pone cada vez más ancha al alcanzar el conocimiento propio, la libertad y la conexión a los demás. En la adicción su vida interior y la exterior están limitadas; en la recuperación su vida se expande. El diagrama en la siguiente página ilustra esto.

El espiral de la adicción y la recuperación

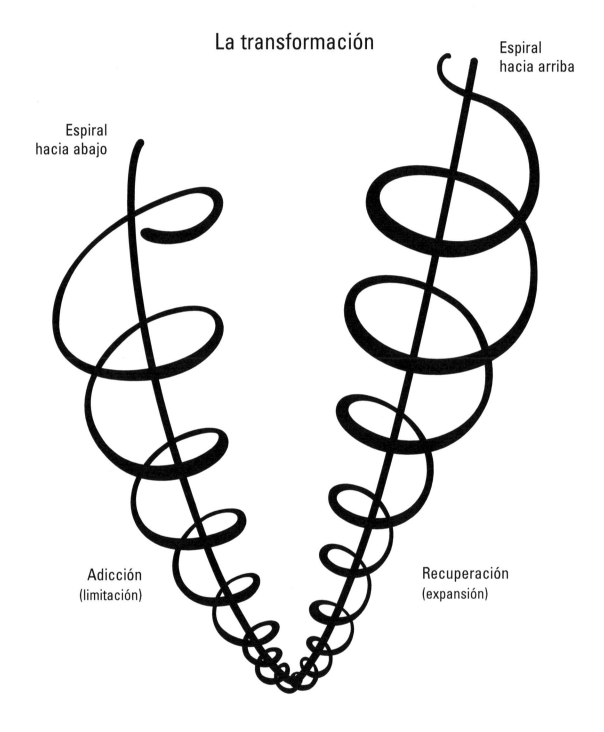

La transformación

Espiral
hacia arriba

Espiral
hacia abajo

Adicción
(limitación)

Recuperación
(expansión)

De *Helping Women Recover: A Woman's Journal* por Stephanie S. Covington (San Francisco: Jossey-Bass, 1992), 2. Derechos de autor por Stephanie S. Covington. Reimpreso con el permiso de Jossey-Bass, Inc., sucursal de John Wiley & Sons, Inc.

Nos curamos en conexión con otras personas, no en aislamiento. Por eso, en los Doce Pasos se habla de "nosotras" en vez de "yo". En este libro de ejercicios se supone que usted siente una conexión con otras personas que están en el camino de la recuperación. Es recomendable que hable de sus experiencias con estos ejercicios con otras personas, especialmente con su madrina.

Este libro de ejercicios es el suplemento del libro *La mujer y su práctica de los Doce Pasos.* Le será útil leer sobre cada Paso en el libro antes de trabajar con dicho Paso en este suplemento. Se entrevistó a muchas mujeres que están en recuperación para el libro *La mujer y su práctica de los Doce Pasos,* y se citarán algunas de sus palabras aquí también. A estas mujeres no se las presenta como "expertas" sino como compañeras en el camino, quienes comparten su experiencia, su fuerza y su esperanza. De vez en cuando se dan citas adicionales de *La mujer y su práctica de los Doce Pasos* para ilustrar los puntos de este suplemento.

Cada Paso, o capítulo, incluye ejercicios que la ayudan a explorar su vida interior y su vida exterior. Después, cada Paso contiene una sugerencia para "reconfortarse a usted misma". En el pasado, la mayoría de nosotras usábamos la bebida, las drogas (o lo que fuera) para reconfortarnos. En la recuperación necesitamos encontrar nuevas maneras de consolarnos. Ya que el alcohol y las drogas bloquean nuestros sentimientos, en las etapas iniciales de la recuperación a menudo nos encontramos inundadas con emociones desconocidas. Ya que estas emociones pueden ser agobiantes, tenemos que encontrar maneras de manejarlas o de bajar su intensidad, maneras que no tengan nada que ver con conductas adictivas.

Cada Paso de este libro termina con una invitación para reflexionar sobre las cosas por las cuales se siente agradecida. En las etapas iniciales de la recuperación, a veces es difícil reconocer y nombrar estas cosas. Sin embargo, como mujeres en recuperación, es común que aprendamos mucho todos los días y que tengamos muchas cosas por las que estamos agradecidas. La gratitud es una práctica que nos fortalece, y tendrá la oportunidad de reforzarla una y otra vez.

Espero que este libro de ejercicios se convierta en un diario personal de su recuperación, uno que usted atesorará desde ahora hasta el futuro, cuando recuerde esta parte de su jornada con los Doce Pasos.

Primer Paso

Admitimos que éramos impotentes ante el alcohol y que nuestra vida se había vuelto ingobernable.

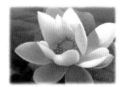

El Primer Paso trata de tomar *conciencia* y de darse cuenta de que nuestra vida se volvió *ingobernable*. Antes de admitir algo tenemos que estar consciente de ese algo. Tenemos que estar conscientes de nuestros sentimientos, nuestra conducta, y sus efectos sobre los demás y sobre nosotras mismas. Lo contrario de la conciencia es la negación. Cuando negamos la existencia de algo, no podemos cambiarlo. Tan sólo cuando reconocemos la verdad – cuando nos arriesgamos a vernos tal como somos—es que podemos empezar a hacer cambios.

Cuando empezamos a romper con la negación, estaremos conscientes de que nuestra vida se ha vuelto ingobernable. Hemos perdido la capacidad de decidir consistentemente si vamos a beber y cuánto, si usar otra droga o comer compulsivamente, si buscar relaciones sexuales destructivas, si jugar o tener la conducta adictiva que fuera, y que causó que perdiéramos control de nuestra vida. Tal vez hayamos perdido un trabajo, una pareja, un hijo, dinero o amigos debido a esta conducta adictiva. O posiblemente nuestra vida parezca estar bien superficialmente: todavía vamos al trabajo, cuidamos a los niños, y guardamos las apariencias. Pero por dentro y ocultadas, nuestras emociones están fuera de control y nuestra vida es tan frágil como un castillo de arena, que podría derrumbarse en cualquier momento.

En el primer capítulo usted empezará a aumentar su conciencia sobre su vida y especialmente sobre la adicción en la que está enfocándose. También examinará su vida para ver si puede decir honestamente, "Estoy manejando bien mi vida".

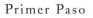
Puesto que se puede usar este libro de ejercicios para explorar una variedad de conductas adictivas, será útil que usted identifique claramente qué adicción va a explorar. Tal vez sea su adicción al alcohol o a las drogas, sus hábitos alimenticios, el juego, el comprar, las relaciones sexuales u otra cosa.

Si le preocupan varias conductas, por favor escoja sólo una y enfóquese en ella. Después, si quiere, puede hacer los ejercicios del libro de nuevo, pensando en una adicción diferente.

La adicción que estoy explorando en este libro es mi:

Tomar conciencia

1. Reflexione sobre las últimas semanas. ¿En qué formas ha pensado en su conducta adictiva? ¿Se ha obsesionado o fantaseado acerca de ella? Mencione tres veces que ha hecho esto. Intente ser lo más específica que pueda.

   Ejemplo:

   Ayer a media tarde en el trabajo, perdí la concentración durante más de media hora pensando en...

2. Piense en los seis meses anteriores a que alcanzara la sobriedad (o los últimos seis meses si es que todavía no la ha alcanzado). Dé al menos un ejemplo de una ocasión cuando usted:

• ocultó o disminuyó la importancia de su adicción, o mintió sobre ella

• hizo algo que dañó a los demás debido a su adicción

• se sintió culpable o avergonzada sobre su conducta

• intentó aliviar dolor causado por su conducta adictiva

• intentó conseguir que los demás apoyaran su adicción

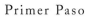
Una de las verdades más importantes que necesitamos reconocer es que tenemos poder en algunas áreas de nuestra vida, pero que somos impotentes en cuanto a otras cosas. En *La mujer y su práctica de los doce Pasos*, Maria observa:

> *Las mujeres siempre han sido impotentes…. Por eso, el admitir que soy impotente ante el alcohol es, en realidad, mi manera de retener el poder que sí tengo. Al admitirlo estoy reconociendo que hay algo que no puedo controlar y que al intentar controlarlo, voy a perder aun más poder del que había perdido por el hecho de ser mujer.*
>
> ～ Maria

Por muy extraño que pueda parecer, el reconocer nuestra impotencia nos libera para que podamos actuar donde sí tenemos poder.

3. A continuación, haga dos listas. A la izquierda, escriba las cosas en su vida que no puede controlar (áreas donde no tiene poder). A la derecha, escriba las cosas en su vida que sí puede controlar (áreas donde sí tiene poder).

Cosas que no puedo controlar	Cosas que sí puedo controlar
Ejemplo: *envejecer*	Ejemplo: *la forma en que me trato a mí misma y a otras mujeres que están envejeciendo*

¿En qué columna de la página siete puso usted lo siguiente?

- su conducta adictiva

- las conductas de los demás

- la decisión de empezar la recuperación

- la decisión de pedir y aceptar ayuda

- el cuidado que se da a sí misma

- el apoyo que les da a otras personas que están en recuperación

La vida ingobernable

4. En una junta, Vivian oyó a alguien preguntar, "Si contrataras a alguien como tú para manejar tu vida, le pagarías por sus servicios?"

¿Cómo contestaría usted esa pregunta? ¿Qué es lo que le gusta acerca de la manera en que esta mujer está manejando su vida? ¿Qué es lo que no le gusta?

Ejemplo:

La mujer que está manejando mi vida no puede terminar los proyectos. Piensa en la comida cuando debe de estar haciendo otras cosas. Luego se siente mal por no haber cumplido, pero en vez de volver al trabajo, come hasta que no siente nada.

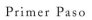

5. Haga una lista de seis señales que indican que su vida se ha vuelto ingobernable. A continuación se dan unos ejemplos. Marque los que se aplican a usted y rellene los espacios en blanco según su experiencia personal. Luego agregue otras señales (tantas como pueda) de que su vida se ha vuelto ingobernable.

◇ Soy super controladora en mi vida para evitar sentirme vacía, ansiosa o despreciable.

◇ Empiezo el día con el compromiso de no beber alcohol, pero para el mediodía, he perdido la cuenta de los tragos que he tomado.

◇ He hecho el ridículo en público.

◇ He perdido mi relación con _____.

◇ He perdido _____.

◇ Mis emociones están fuera de control la mayor parte del tiempo.

◇ La mayor parte del tiempo estoy emocionalmente entumecida.

◇ Vivo con el miedo de que mi mundo, el que con tanto esfuerzo intento controlar, se vendrá abajo.

◇ Otras:

El actuar en contra de mis valores durante mi adicción me provocaba vergüenza…. Me decía, "Jamás voy a conducir borracha cuando recojo a los niños de la escuela", y luego lo hacía. Eso provocaba en el fondo de mi ser un sentimiento de indignidad y entonces quería dejar mis relaciones. Quería esconderme y romper las mismas relaciones que más me importaban.

⌒ Darlene

6. Si está lista para hacerlo, por favor, complete la siguiente declaración, fírmela y ponga la fecha.

Admito que soy impotente ante _____. Mi vida se ha vuelto ingobernable.

_____   _____
FIRMA   FECHA

Reconfortándose a usted misma – Introducción: Escuche una nueva voz

¡Felicidades! Ha tomado un paso inicial importante en su jornada hacia la recuperación. Tome un descanso para hacer algo bueno para sí misma. ¿Qué hará para relajarse o celebrar, ahora que no está recurriendo a la conducta adictiva para reconfortarse? He aquí algunas posibilidades:

Escuche una nueva voz

El admitir que somos impotentes no implica que seamos despreciables. ¡De ninguna manera! Si el admitir que su adicción es un problema le provoca sentimientos de odio hacia sí misma, haga este ejercicio. Lea los siguientes párrafos; luego cierre los ojos y repita las afirmaciones en voz alta. Si tiene una amiga que pueda leérselas en voz alta mientras que tiene los ojos cerrados, tanto mejor.

> Imagine por un momento que usted está en un cuarto pequeño. Las ventanas están cerradas y la puerta está cerrada con llave. En este cuarto usted oye todas las voces negativas que la persiguen. Tal vez le digan que usted es egoísta por querer algo mejor de la vida, algo que actualmente no tiene. Quizás le digan que usted es despreciable debido a todas las cosas que ha hecho.

> Ahora imagine que el admitir su impotencia ante su adicción es lo que le abre la puerta. Abra la puerta. Afuera hay una enorme pradera bañada de sol. Al pasar por la puerta, está consciente de que las voces negativas se quedan en el cuarto. Pase por la puerta y salga a la luz del sol.

> Ahora que está afuera, escucha una nueva voz, una voz tranquila. Esta voz le dice, "Usted se merece que la tomen en serio. Se merece que la acepten sin juzgarla. Se merece poder pedir ayuda y que la gente se la dé. La ayuda está disponible y puede recibirla".

> Ahora cierre los ojos y repita estas afirmaciones en voz alta:

> Me merezco que me tomen en serio.

> Me merezco que la gente me acepte sin juzgarme.

> Me merezco poder pedir ayuda y que la gente me la dé.

Es importante decir estas afirmaciones *en voz alta* para que las oiga con su propia voz.

Otras posibilidades para reconfortarse

- Vaya a dar un paseo en un lugar hermoso, como un parque, el zoológico, un jardín botánico o cualquier lugar donde haya belleza natural.

- Acaricie un animalito peludo.

- Observe unos pájaros.

- Reciba un masaje.

- Nade, y disfrute la sensación del agua en su cuerpo.

- Pida un abrazo.

- Llame a una amiga.

- Acuéstese, cierre los ojos y no haga nada.

- Mire la lluvia o la puesta del sol.

- Escuche música que le levante el ánimo.

Gratitud

Lo más probable es que, si usted está empezando la recuperación, haya tenido unos momentos bastante difíciles últimamente. Es importante recibir ánimo de los momentos felices de cada día. Es importante cultivar la práctica de la gratitud. Escriba una cosa que ha aprendido trabajando con el Primer Paso y por la cual está agradecida. He aquí algunos ejemplos:

Llevo dos semanas de sobriedad.

Ya no siento la presión de fingir.

Estoy aprendiendo a distinguir entre lo que puedo y no puedo controlar.

Segundo Paso

Llegamos al convencimiento de que sólo un Poder Superior podría devolvernos el sano juicio.

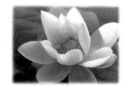

Las ideas claves del Segundo Paso son la fe y el sano juicio. La fe consiste en las creencias y la confianza. Muchas de nosotras empezamos la recuperación pensando que no podemos confiar en nada ni en nadie. A menudo nos sentimos confundidas acerca de nuestras creencias. Tal vez hayamos aprendido mediante experiencias duras que muchas personas no son de confiar.

Confiar en alguien puede ser arriesgado, sin embargo, el Segundo Paso dice que para poder recuperarnos, necesitamos encontrar algo o a alguien en quien podamos confiar. El Segundo Paso nos pide que consideremos la posibilidad de que *la ayuda está disponible,* que no podemos ni debemos depender sólo de nuestro ego para poder romper con la adicción. No se nos dice quién es ni qué es este Poder. En cambio, se nos invita a explorar y decidir para nosotras mismas. "Llegar a convencimiento" significa dejar a un lado nuestra ilusión de tener control sobre las cosas y abrirnos a la posibilidad de recibir apoyo.

Este Paso también nos pide que admitamos que hemos hecho algunas cosas trastornadas en nuestra vida ingobernable. No estamos locas necesariamente – de hecho, lo más probable es que no seamos las mujeres "locas" que temíamos que fuéramos. Tal vez nos criamos en familias disfuncionales y llegamos a dudar de nuestras percepciones de la realidad. Quizás hayamos hecho locuras – cosas dañinas a nosotras mismas o a los demás – por nuestra adicción. La definición tradicional de AA de la locura es "hacer lo mismo una y otra vez, esperando diferentes resultados". El Segundo Paso nos invita a seguir un camino diferente, ya que si vivimos de una forma diferente, podemos esperar diferentes resultados.

En este capítulo explorará lo que significa creer — ¿qué quiere decir creer en algo? También tendrá la oportunidad de reflexionar sobre lo que usted cree. Entonces examinará su vida del pasado para identificar cosas que tal vez haya hecho que parecían "locas", y mirará hacia el futuro para imaginar el sano juicio que quiere tener.

La fe

No hay nadie que no crea en nada. Todas tenemos creencias que damos por sentado.

1. Haga una lista de cinco cosas en las que tiene fe – cinco cosas de las que está segura.

Ejemplos:

Estoy segura de que saldrá el sol mañana, y lo seguiré creyendo aunque esté escondido detrás de las nubes.

Estoy segura de que si dejo caer una piedra, descenderá en vez de subir.

2. En la recuperación la cosa más importante que tenemos que creer o en la que tenemos que confiar es que *la ayuda está disponible*. ¿Qué evidencia tiene usted (si es que la tiene) que la anime a creer que la ayuda está disponible en su recuperación? Intente enunciar por lo menos tres muestras de evidencia, no importa lo pequeñas que sean.

    Ejemplo:

    Estos ejercicios y el libro La mujer y su práctica de los Doce Pasos, están a mi alcance para ayudarme en mi recuperación.

3. Las creencias tienen una enorme influencia sobre nosotras: lo que sentimos y lo que hacemos. A continuación hay dos creencias contrarias. Tome unos minutos para imaginar que cree en la primera. Escriba cómo *se sentiría* y lo que *haría* si creyera en el fondo de su corazón que la Creencia A fuera verdad. Luego haga lo mismo para la Creencia B.

Creencia A:

Pasan cosas buenas pero el universo es, esencialmente, un lugar frío y hostil, en el cual puedo confiar sólo en mí misma.

- ¿Cómo *se sentiría* si estuviera convencida de la Creencia A?

- ¿Cómo *viviría* esta semana si estuviera convencida de que la Creencia A fuera verdad?

Creencia B:

Pasan cosas malas pero el universo es, esencialmente, un lugar seguro en el cual alguien o algo obra para mi bienestar.

- ¿Cómo *se sentiría* si estuviera convencida de la Creencia B?

- ¿Cómo *viviría* esta semana si estuviera convencida de que la Creencia B fuera verdad?

4. El Segundo Paso le pide que acepte la posibilidad de que la Creencia B pueda ser verdad. En otras palabras, le pide que actúe como si la Creencia B fuera verdad y a ver lo que pasa. ¿Qué piensa en este momento acerca de esta creencia? Marque cualquiera de las siguientes respuestas que sea aplicable a usted, o describa sus pensamientos.

◇ Estoy completa e incondicionalmente convencida de la Creencia B.

◇ Estoy parcialmente convencida de la Creencia B pero tengo algunas dudas.

◇ No la creo, pero estoy dispuesta a considerar evidencia que tal vez me ayude a creerla.

◇ No la creo, pero estoy dispuesta a actuar por un tiempo como si la Creencia B fuera verdad y a ver lo que pasa.

◇ No la creo y tampoco estoy abierta a la posibilidad de que sea verdad.

◇ Otra respuesta:

5. Deje a un lado las expectativas de su comunidad, su familia o su pareja. ¿Cómo se siente *usted* en este momento acerca de la idea de un Poder más grande que usted? (Puede indicar más de una respuesta si siente varias emociones a la vez)

◇ consolada   ◇ emocionada

◇ amenazada   ◇ confundida

◇ asustada   ◇ escéptica

◇ enojada   ◇ maravillada

◇ optimista   ◇ otra cosa:

El Segundo Paso no nos pide que tengamos una idea en particular acerca de nuestro Poder Superior. Algunas de nosotras hemos aceptado un dios masculino como la primera figura masculina en quien hemos podido confiar. Otras nos sentimos más cómodas con imágenes femeninas, neutrales o personales de un Poder Superior. Una Diosa Madre, una Luz Interior, una Fuerza Vital, una Inteligencia Creativa — todas son posibles maneras de concebir nuestro Poder Superior. De hecho, ni tenemos que pensar en el Poder como "superior". Tal vez creamos en un Poder Interior que es más grande que el "ego" que manifestamos a las personas a nuestro alrededor. Hasta es posible creer en el espíritu curativo de nuestro grupo de recuperación. El poder de nuestro grupo podría ser el Poder más grande que nosotras. El Segundo Paso nos da la libertad de tomar nuestras propias decisiones acerca del Poder en que vamos a confiar, con tal de que escojamos un Poder que apoye nuestra recuperación.

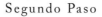

6. ¿Qué cree actualmente acerca de un Poder más grande que usted?

Ejemplos:

Soy musulmana y creo en Allah, quien es . . .

No creo en ningún dios ni en ninguna diosa, pero he experimentado un Poder más grande que yo en mi grupo de recuperación.

No sé qué creo en cuanto a un Poder Superior.

Dios no es un Dios abstracto ni un Dios de las alturas que me toca encontrar sola.... Para conocer a Dios, me hacen falta otras personas en mi vida.... En realidad es un poder nuestro; no es mío ni tuyo ni el de ellos sino nuestro.... Es poder porque lo compartimos.

⌒ Ruth

El sano juicio

7. Cuando usted estaba sumamente envuelta en los excesos de su adicción, hizo alguna vez cosas que a usted o a los otros les parecían locas? Si la respuesta es sí, ¿cuáles eran algunas cosas que hizo?

Ejemplos:

Me desperté en la cama con alguien y no podía recordar cómo llegué allí.

Actuaba como si mi adicción fuera más importante que mis hijos.

8. Cuando imagina que ha vuelto a tener "el sano juicio", ¿cómo se ve a sí misma? En la página en blanco que sigue, descríbase o haga un dibujo de sí misma como persona que tiene el "sano juicio".

Si quiere ser más creativa, podría hacer un collage que muestra su visión de sí misma como una persona que tiene el sano juicio. Va a necesitar una hoja de papel o de cartón más grande (tal vez 11 por 17 pulgadas, o más), unos marcadores, revistas viejas, pegamento, tijeras u otros materiales que le gusten (como pintura o brillantina). Recorte de las revistas palabras e imágenes que expresan el sano juicio a que usted aspira. Péguelas al papel o al cartón. Puede incluir escritura, dibujos u otras formas de arte. Guarde este collage para que lo vea cuando necesita más ánimo.

Proyecto opcional:
Pídales a dos personas en su grupo de recuperación que le hablen de su Poder Superior y cómo éste las ha ayudado a volver al sano juicio. Escriba aquí lo que descubre.

9. Tal vez alguien que lee el Segundo Paso piense que lo que nos está diciendo es que debemos esperar pasivamente a que algo fuera de nosotras nos devuelva el sano juicio. En realidad, nos incumbe decidir activamente ser mujeres en recuperación que están abiertas a un Poder Superior. Mencione una cosa que usted puede hacer hoy para elegir el sano juicio.

Reconfortándose: Contemplando la naturaleza

El contemplar algo hermoso y constante en la naturaleza nos puede ayudar a creer que hay algo en el mundo en lo cual podemos confiar. Escoja algo en la naturaleza en que puede enfocarse por un período de tiempo. Si vive cerca de la playa, podría sentarse a escuchar las olas por media hora. Si vive cerca de un parque, podría mirar los árboles y escuchar el susurrar de las hojas. Podría acostarse en la hierba y mirar las nubes. Podría mirar la salida de la luna o la puesta del sol. Deje que la belleza de este fenómeno que ocurre día tras día le penetre hasta los huesos.

Gratitud

Escriba una cosa que ha descubierto al trabajar con el Segundo Paso y por la cual se siente agradecida. Algunos ejemplos:

Me estoy dando cuenta de que no estoy loca.

Estoy permitiendo que la gente de mi grupo de recuperación me conozca.

Tercer Paso

Decidimos poner nuestra voluntad y nuestra vida al cuidado de un Dios tal como lo concebimos.

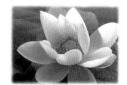

El Tercer Paso trata de tres asuntos: *el control, la derrota y el tomar decisiones.* En el Primer Paso aprendimos que hay muchas cosas en la vida que no podemos controlar. En el Segundo Paso nos abrimos a la posibilidad de que tal vez no tengamos que controlar todo porque hay en el universo algo en lo cual podemos confiar o alguien bueno en quien podemos confiar. En el Tercer Paso decidimos actuar de acuerdo con esa posibilidad. Decidimos dejar que este poder espiritual guíe nuestra vida en vez de intentar controlar la vida nosotras.

El desprendernos del intento de controlar las cosas que no podemos ni tenemos que controlar implica aprender varias cosas. La primera es la sabiduría: el reconocer la diferencia entre las cosas que podemos cambiar y las que no podemos cambiar. La segunda es la derrota. La derrota es diferente a someternos a una fuerza que nos quiere controlar. Muchas de nosotras sabemos controlar a alguien o someternos a alguien, pero la derrota – el aceptar la dirección de un buen guía sin someternos a la fuerza de alguien más – tal vez sea una nueva experiencia. La tercera cosa es tomar decisiones sabias. Muchas de nosotras nos sentimos relativamente cómodas en nuestros papeles de madres, trabajadoras y amas de casa, pero nos falta la confianza en nosotras mismas para tomar decisiones para cuidar nuestro ser interior. Otras no estamos acostumbradas a ser decididas en ningún aspecto de nuestra vida.

En este capítulo aprenderá sobre el control y las prácticas que cultivan la sabiduría, la derrota y el tomar decisiones. Tal vez haya pasado muchos años desarrollando su capacidad de controlar las cosas; ahora empezará a desarrollar su capacidad de "entregar su vida y su voluntad".

El control

Por mucho que queramos controlar lo que hacen los demás, no podemos. En verdad, sólo podemos ser responsables *de nosotras mismas* – nuestras propias acciones y actitudes. Todo lo demás está más allá de nuestro control. En AA escuchamos la Oración de la Serenidad:

> Dios, dame la serenidad
>
> de aceptar las cosas que no puedo cambiar,
>
> el valor de cambiar las cosas que puedo,
>
> y la sabiduría para discernir la diferencia.*

1. Repase sus listas en la pregunta # 3 del Primer Paso (página 7). Allí usted escribió algunas de las cosas que puede controlar y algunas que no. Usando la Oración de la Serenidad como guía, repase sus listas. ¿Pasaría algo de una columna a otra? ¿Puede pensar en algo que le gustaría agregar?

   Trate de agregar tres cosas más que usted no puede controlar y tres cosas más que puede controlar. Recuerde: usted sí puede controlar sus propias acciones y actitudes.

Creo que probablemente un noventa por ciento de la vida está más allá de nuestro poder de controlar: el clima, las otras personas, la fortuna…. Me preocupo de lo que le pasará a mi hija pero hay un límite en cuanto a lo que puedo hacer. Puedo cerrar con llave las sustancias venenosas en la alacena, pero no puedo impedir que un conductor borracho pase la luz roja. El preocuparnos de las cosas incontrolables sólo nos roba el tiempo que tenemos.

    ⌒ Julia

---

* De *Twelve Steps and Twelve Traditions* (New York: Alcoholics Anonymous World Services, 1981), 41.

Derrotarse

Poner nuestra vida y nuestra voluntad al cuidado de un Poder Superior es diferente a esperar a que nos rescate una autoridad masculina, que nos cuidará con tal de que nos portemos bien. Derrotarse es, sencillamente, desprendernos de nuestra necesidad de controlar las cosas; es unirnos al fluir de la vida, teniendo la fe de que nos mantendremos a flote.

2. He aquí un ejercicio que la ayudará a pensar en la derrota.

    Piense en un problema o en un reto que tiene actualmente. Apriete el puño de una mano e imagínese agarrando el problema fuertemente. Apriete el puño con toda su fuerza. Sienta la contracción de los músculos del brazo. Quizás le duelan o estén cansados. Tal vez sienta también contracción en los hombros y el cuello. Sienta lo que es agarrar el problema fuertemente.

    Ahora suelte todo. Abra la mano lentamente. Relaje la mano, desdoblando los dedos. Sienta el relajamiento de los músculos. Así se siente la derrota.

    Describa esa experiencia. Escriba unas cuantas frases acerca de lo que sintió al desprenderse de todo.

3. Para recordar la diferencia entre la derrota y el someterse o el controlar, puede ser útil hacer unos dibujos. Utilice la siguiente página en blanco para hacerlo.

    Primero haga un dibujo de usted cuando está controlando algo. Por ejemplo, tal vez se dibuje acurrucada, protegiendo una caja preciada para que no se la roben.

    Ahora, dibújese cuando está sometiéndose al control de alguien más, tal vez cabizbaja mientras alguien le quita su caja tan preciada.

    Finalmente, haga un dibujo de usted cuando está derrotándose. Podría dibujarse sentada a una corta distancia de su caja, con la cabeza recta y las manos abiertas y relajadas.

4. A menudo necesitamos derrotarnos día por día u hora por hora. ¿Cuáles son dos cosas que la ayudan a derrotarse?

Ejemplos:

ir a una junta

llevar en el bolsillo una piedrita como recordatorio

decir la Oración de la Serenidad

llamar a mi madrina

Tomar decisiones

5. Muchas de nosotras nunca hemos aprendido a tomar decisiones sabias. He aquí un proceso que puede usar para tomar cualquier decisión:

a. Escoja un área de su vida que quiere poner al cuidado de su Poder Superior. Esta área tal vez sea una relación, la forma en que usa el dinero, una situación en el trabajo, la manera en que cuida su cuerpo – lo que sea. Describa esta área de su vida.

Ejemplo:

mi relación con mi novio

b. Enfóquese en cómo se ha portado en esta área de su vida. Recuerde que sólo puede tomar decisiones con respecto a lo que hará *usted*. Al examinarse en esta situación, ¿qué observa acerca de *su propia conducta?*

Ejemplo:

Sigo viviendo con él aunque fuma marihuana y yo estoy en recuperación. No digo nada cuando él gasta nuestro dinero en marihuana. Raras son las veces que le digo que no estoy de acuerdo con él. Cuando quiere que fume marihuana con él, yo sólo salgo del cuarto.

c. ¿Qué le han dicho *otras personas* acerca de su conducta es esta situación? ¿Le ha dicho algo su madrina?

Ejemplo:

Mi madrina me dice que me estoy comportando como un ratoncito. Estoy poniendo en peligro mi propia recuperación y apoyando a mi novio a seguir con su adicción.

d. ¿Cómo *se siente* usted acerca de esta situación? ¿Acerca de su conducta?

Ejemplo:

Me siento avergonzada por no defenderme frente a él. Tengo miedo de cuestionarlo porque temo que me vaya a dejar. Tengo miedo de no poder sobrevivir sola. Me siento avergonzada de tener miedo de todo esto. Estoy orgullosa de mí misma porque decidí empezar la recuperación aunque él se ríe de mí.

e. ¿A qué *conclusiones* llega usted mediante estas observaciones y sentimientos? ¿Qué puede aprender de sí misma? ¿De la situación? (En otras palabras, ¿qué significan su conducta y sus sentimientos?)

Ejemplo:

Creo que el miedo que tengo de vivir sola está provocando que haga elecciones que no apoyan mi recuperación. Tampoco son buenas para mi novio.

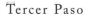

f. Repase sus respuestas a las preguntas (b) a (e). ¿Qué *acciones* tomará en base a estas conclusiones?

Ejemplo:

Necesito decirle a mi novio que no puedo vivir con alguien que fuma marihuana. Tampoco le ayudaré a comprarla porque perjudica mi recuperación y es malo también para él. Me asusta pensar en decirle todo esto. Le voy a hablar a mi madrina al respecto para ver lo que piensa ella. Tal vez yo necesite hacer planes de vivir en otro lugar por un tiempo antes de hablar con mi novio.

En el Tercer Paso, renuncio a la persona que pensaba que era y renuncio a esa imagen para que pueda nacer algo diferente. El momento de la derrota es cuando me abro a la posibilidad de que puedo comportarme de otra manera, aunque no sepa lo que debo hacer.

⌒ Marta

Reconfortándose: Meditación — Enfocándose en la respiración

La meditación es una herramienta valiosa para aprender la derrota — a desprenderse. Aprenderá más sobre la meditación en el Onceavo Paso, pero puede experimentar ahora con una forma de meditación. Se trata de enfocarse en la respiración. Lea las instrucciones y luego intente ponerlas en práctica.

> Siéntese en un lugar tranquilo, lejos de distracciones. Siéntese con la columna recta y los pies sobre el piso (Si prefiere hacerlo, puede sentarse en el piso).

> Ponga las manos vacías sobre el regazo. Cierre los ojos y ponga atención a la respiración, en la punta de la nariz. (Si prefiere hacerlo, puede enfocar la vista en un solo objeto, como la llama de una vela).

> Lentamente, cuente hasta cuatro mientras inhala. Luego cuente hasta cuatro mientras exhala. Intente hacer esto durante cinco minutos. Si le llega un pensamiento a la mente, reconózcalo y déjelo pasar. Luego vuelva a enfocarse en la respiración. (Tal vez convenga poner una alarma para que no se distraiga pensando en el tiempo).

> No se preocupe si le llegan muchos pensamientos cuando trata de enfocarse. No se enoje consigo misma por no "hacer bien" el ejercicio. Sólo observe los pensamientos y despréndase de ellos.

Gratitud

Escriba una cosa que ha descubierto al trabajar con el Tercer Paso y por la cual se siente agradecida. Algunos ejemplos:

> Estoy más consciente acerca de las cosas que no puedo controlar.

> Tomé una decisión acerca de la cual me siento bien.

Cuarto Paso

Sin ningún temor hicimos un inventario moral de nosotros mismos.

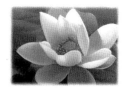

El Cuarto Paso plantea dos preguntas importantes: ¿qué significa estar sin miedo y qué significa hacer un *inventario* moral de nuestra vida? El miedo es una reacción común que tienen muchas mujeres ante la idea de hacer un inventario moral de su vida. Conlleva la idea de ser juzgada, procesada y declarada culpable.

Es mejor entender el inventario moral como una limpieza de casa de arriba abajo, la cual la mayoría de las casas necesitan de vez en cuando. Es una oportunidad de examinar las cosas para decidir qué guardar y qué tirar. Es una exploración de una misma, una oportunidad de descubrir "¿Quién soy?" Incluye sus cualidades tanto como sus limitaciones. El inventario moral no es un conjunto de pruebas que tiene que aprobar para sacar una buena nota en la recuperación. Es algo que puede hacer compasivamente, a su propio paso, volviendo a verlo una y otra vez en su vida para poder comprenderse mejor a sí misma.

Este Paso dice "sin ningún temor" pero no nos pide que no tengamos miedo. ¡Si espera hasta que no tenga miedo, probablemente no empezará jamás su inventario! Lo que necesita para este Paso es valor. La palabra valor proviene de la palabra en latín *valere*, que significa *fuerza*. Valor en este contexto se refiere a la fuerza del corazón. Significa sentir el miedo pero actuar siguiendo el corazón, sin dejar que el miedo la inmovilice. En este capítulo podrá enfrentar sus miedos de hacer un inventario, sin dejar que el miedo la inmovilice; podrá decidir cuáles son realistas y cuáles no, y luego seguir adelante, siguiendo el corazón en esta jornada de auto descubrimiento.

Sin miedo

1. ¿Qué se le ocurre cuando piensa en hacer un inventario moral de su vida?

2. Lea lo que acaba de escribir en la pregunta # 1. ¿Hay algunos asuntos que le preocupan y que debe tomar en serio? Si la respuesta es afirmativa, ¿qué acciones puede tomar para resolver esos asuntos?

   Ejemplo:

   En vez de tratar de escribir todo mi inventario de inmediato, necesito trabajarlo poco a poco cada semana, y justo antes de ir a una junta donde tengo amigos.

Mi madrina me decía, "Escucho que tienes mucha culpa. No creo que estés lista". Y ella tenía razón. Quería terminarlo de una vez porque me sentía tan culpable. Temía lo que pasaría si no hacía mi inventario moral. Era realmente mejor esperar y caminar atravesando el miedo.

⌒ Gretchen

3. Ahora repase otra vez lo que escribió en la pregunta # 1. ¿Ve algunos miedos innecesarios? Si la respuesta es afirmativa, márquelos con un círculo. Luego practique el Tercer Paso poniendo esos miedos al cuidado de su Poder Superior. Hasta podría decir en voz alta, "Estoy poniendo el miedo que tengo de descubrir lo terrible que soy al cuidado de mi Poder Superior. Estoy recibiendo de mi Poder Superior la serenidad de aceptar las cosas de mí misma que no puedo cambiar (como mi pasado) y el valor de cambiar las cosas que puedo".

El inventario moral

> *Mientras más y mejor nos conocemos, es decir, conocer nuestra historia personal, los sentimientos, las motivaciones, las conductas y actitudes, menos son las posibilidades de que volvamos a nuestras adicciones (beber, usar drogas, comprar o comer compulsivamente u otras conductas compulsivas).*
>
> ⌐ *La mujer y su práctica de los Doce Pasos*

4. Hay muchas maneras de hacer un inventario; ésta es su oportunidad de probar una. Las próximas tres páginas están divididas en dos columnas: Puntos Fuertes y Retos/ Limitaciones. Se evita la palabra *debilidad* porque algunas mujeres tienen la tendencia a juzgarse y culparse.

En cada columna verá oraciones que pueden o no ser verdad para usted. Marque con un círculo todas las que cree que son verdad para usted. Luego agregue a ambas listas otras cualidades o retos que se le ocurran. Las listas están divididas en tres secciones: conductas, sentimientos y creencias. Trate de añadir por lo menos unas cuantas palabras y/o frases a cada sección.

> *A veces cuando escribía, de repente me decía, 'No quiero que eso sea cierto.' Era doloroso reconocer partes de mí misma que nunca había enfrentado.*
>
> ⌐ Shannon

Mi inventario moral: Conductas

Puntos Fuertes	Retos / Limitaciones
Soy honesta conmigo misma acerca de mis puntos fuertes y limitaciones.	Me cuesta reconocer mis puntos fuertes.
He sabido sobrevivir experiencias muy dolorosas.	Estoy teniendo una aventura con una persona casada.
Escucho bien a los demás.	Invento excusas para los demás.
No me aprovecho de los demás.	No me defiendo.
Me defiendo.	Intento manipular a los demás en vez de pedir directamente lo que quiero.
Practico el sexo seguro.	Actúo antes de pensar en las consecuencias.
Cumplo con mis promesas.	Me niego a reconocer mis errores.
Hago el esfuerzo de no lastimar a los demás a propósito.	No pido lo que necesito; no quiero molestar a los demás.
Elogio a los demás y comparto lo que tengo con otros.	Me alejo de la gente que me quiere.
No desquito mi enojo y mi frustración con los demás.	Miento o engaño a la gente a propósito.
Expreso lo que estoy sintiendo y pensando.	No acepto la ayuda de los demás; así no le debo nada a nadie.
Voy al trabajo todos los días y hago bien mi trabajo.	Espero pasivamente a que pasen las cosas en vez de tomar acción para determinar mi futuro.
Trabajo duro y soy cumplidora.	Exijo la perfección de mí misma y de los demás.

Mi inventario moral: Los sentimientos

Puntos Fuertes	Retos / Limitaciones
Quiero a mi gatito.	Tengo miedo de reconocer mis limitaciones.
Estoy contenta de estar en recuperación.	Me enojo fácilmente.
Tengo más esperanza ahora que antes.	La depresión me inmoviliza.
Me siento calmada cuando estoy bajo presión.	Tengo miedo de las relaciones profundas.
La gratitud es una nueva emoción para mí.	Me siento incomprendida.
La pasión está volviendo a mi vida sexual.	La tristeza me agobia a menudo.
Por primera vez en mi vida me siento alegre.	Me preocupo constantemente.

Mi inventario moral: Las creencias	
Puntos Fuertes	**Retos / Limitaciones**
Me importa cuidar mi cuerpo.	No me importa cuidar mi cuerpo.
Estoy aprendiendo a confiar en mi Poder Superior.	El dinero y las posesiones son lo más importante para mí.
Ahora sé que puedo vivir sin la pareja que no me convenía en absoluto.	Generalmente, pienso que soy yo la responsable de todo lo que va mal.
Me importan las necesidades de otras personas.	Necesito vengarme de la gente que me hace daño.
Creo apasionadamente en la justicia.	Pienso que necesito ser atractiva todo el tiempo.
Me importa la honestidad.	Frecuentemente no sé lo que quiero.
Estoy comprometida con mis hijos.	Pienso que soy inadecuada.

Más adelante en mi proceso, al lograr más entendimiento, hice el Cuarto Paso de nuevo.... Hice un esfuerzo consciente de asumir responsabilidad de las cosas que pasaban en mi vida. Vi que había mentido, engañado, robado, manipulado, estafado, pegado, intimidado y había sido agresiva; ¡qué lista! Podía simplemente asumir la responsabilidad de mis actos, sin juzgar si tenía razón o no. Con el cuidado y la afirmación que recibí, pude ver los aspectos de mi personalidad que necesitaba curar y los que necesitaba cambiar.

～ Shirley

Reconfortándose: ¿Y qué?

Tener valor significa actuar siguiendo el corazón, sin permitir que el miedo se lo impida. Una manera de cultivar el valor es decir en voz alta:

¿Y qué?

Escoja uno de los miedos que le molestan. Quizás es, "Tengo miedo de desmoronarme si enfrento el dolor que sentí cuando se murió mi madre". Tome una hoja de papel o utilice el espacio a continuación para escribir su miedo. Luego escriba abajo, "¿Y qué?" Dígalo en voz alta. ¿Y si se desmorona? Muchas personas se desmoronan en la recuperación. Tal vez el desmoronarse sea un paso hacia delante; hacia el rehacer su vida de una mejor manera. ¿Y si su familia se siente incómoda cuando usted se desmorona? Tal vez sea bueno para ellos sentirse así. Sus amigos que están en recuperación la seguirían queriendo de todas maneras. Escriba tanto como pueda "¿Y qué?"

Tal vez quiera escribir "¿Y qué?" en una tarjeta y tenerla a la vista mientras escribe su inventario.

Gratitud

Escriba una cosa que ha aprendido al trabajar con el Cuarto Paso, y por la cual se siente agradecida. Algunos ejemplos:

He aprendido algunas cosas acerca de mí misma.

He actuado de forma valiente.

Quinto Paso

Admitimos ante Dios, ante nosotras mismas y ante otro ser humano la naturaleza exacta de nuestras fallas.

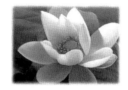

El Quinto Paso trata del admitir y hablar de la verdad acerca de nosotras mismas. Igual que en el Cuarto Paso, es importante que identifiquemos nuestras cualidades, no sólo nuestras fallas o limitaciones. Y habiendo identificado estos patrones de conducta, hablamos de ellos en voz alta.

Muchas mujeres tienen miedo de que admitir la verdad sobre sí mismas conducirá a la humillación y al rechazo. Al fin y al cabo, la sociedad desprecia más a las mujeres adictas que a los hombres adictos. Entonces, ¿qué pensarán los demás cuando se enteren de las cosas de las cuales estamos avergonzadas, tal vez nuestra adicción a la bebida, nuestra conducta sexual o la forma en que criamos a nuestros hijos? Sin embargo y asombrosamente, cuando actuamos con valor y hacemos el Quinto Paso, generalmente descubrimos que acabar con los secretos nos conduce no al aislamiento sino a la conexión – conexión con nosotras mismas, con otra persona y con nuestro Poder Superior. El Quinto Paso nos lleva a la aceptación de nosotras mismas y al perdón, no a la culpa.

Hablar de nuestras experiencias pasadas es una manera de respetarlas y nos da nuevas perspectivas sobre ellas. Estas nuevas perspectivas nos dan nuevas opciones para poder actuar de otra manera en el futuro. Al contar nuestra historia a otra persona, con frecuencia descubrimos que no somos las únicas personas en el mundo que han sentido o que han hecho tales cosas. Además, vemos que otras personas también han podido hacer cambios sanos en su vida.

No hay una sola manera correcta de hacer el Quinto Paso. En este capítulo planeará su Quinto Paso de una forma que sea segura y correcta para usted.

Admitir

1. ¿Qué se le ocurre cuando piensa en contarle a otra persona la verdad sobre sus puntos fuertes y sus limitaciones?

2. Es importante escoger con cuidado a la persona a quien le contaremos nuestra historia. A continuación hay algunas cualidades que conviene buscar en esa persona:

   • un entendimiento de lo que usted quiere lograr con el Quinto Paso

   • respeto para su privacidad y para la confidencialidad

   • la capacidad de escuchar atentamente

   • la capacidad de estar emocionalmente presente cuando usted expresa miedo, dolor, lágrimas o risa

   • receptividad hacia usted como persona

   • la capacidad de oír lo que usted dice sin sentirse lastimada personalmente por lo usted que dice

   Además de estas cualidades, ¿qué más buscará en la persona que escuchará su Quinto Paso? (También puede expresar las cualidades ya mencionadas en sus propias palabras para que tenga más claro lo que quiere).

3. ¿Quién en su vida posee estas cualidades? (Tome en cuenta a su madrina, una posible madrina, un terapeuta, un ministro, un amigo, etc)

4. Quizás decida compartir diferentes partes de su historia con diferentes personas. Si decide hacerlo así, primero pregúntese:

- ¿Estoy contando mi historia a diferentes personas para poder omitir por completo algunas partes?

- ¿Estoy contando mi historia a diferentes personas porque creo que no hay nadie que pueda oírla en su totalidad y de todas maneras aceptarme?

Si la respuesta a cualquiera de estas preguntas es afirmativa, su plan para hacer el Quinto Paso podría acabar aumentando su aislamiento y su tendencia a guardar secretos. Y ya que el propósito del Quinto Paso es todo lo contrario, tal vez convenga que lo haga de otra forma.

¿Se está inclinando hacia la idea de contar partes de su historia a diferentes personas? Si así es, es importante que sea honesta consigo misma acerca de sus motivos. Si decide hacer su Quinto Paso con diferentes personas, ¿cómo lo podrá hacer sin reforzar su aislamiento y su tendencia a guardar secretos.

5. Hay muchas maneras de hacer un Quinto Paso. Tal vez quiera leer en voz alta su Cuarto Paso, resumiéndolo, o simplemente contar episodios de su vida. Puede hacer todo el Quinto Paso de una sentada, o si eso le parece demasiado estresante, puede hacerlo en sesiones más cortas. Quizás usted decida avanzar lo más que pueda en una hora y luego tomar tiempo para relajarse, para reflexionar sobre la experiencia y decidir cuándo va a volver a empezar.

    ¿Cómo le gustaría hacer su Quinto Paso? ¿Cuál es el formato que le parece más beneficioso para usted?

6. Si no está segura de cómo quiere hacer su Quinto Paso, puede preguntar a otras personas cómo lo han hecho ellos. Haga una lista de algunas personas que usted conoce que han hecho un Quinto Paso.

> *Muchas mujeres están más que listas para lanzarse a hacer sin miedo un inventario moral muy duro, buscando sólo lo negativo…. A las mujeres se nos habla constantemente de nuestros defectos de carácter, por eso somos muy buenas para reconocer nuestros defectos. A menudo no pedimos que los demás se responsabilicen de sus acciones y asumimos toda la responsabilidad y la culpa. Nos resulta difícil decir lo que tenemos de bueno y cuáles son nuestras cualidades. Un aspecto clave de redescubrirnos es también reconocer lo que tenemos de bueno.*
>
> ⁓ Julia

Identificando conductas

7. Vuelva a mirar la lista de Puntos Fuertes y Retos / Limitaciones, que hizo bajo la pregunta número 4 del Cuarto Paso (página 34). ¿Puede identificar algunos patrones de conducta que se repiten en su vida? Escoja una conducta que no le gustaría repetir en el futuro. Escriba ese patrón de conducta abajo.

Ejemplos:

Frecuentemente he manipulado a la gente para conseguir lo que quiero.

A veces me pongo furiosa y tengo reacciones exageradas cuando la gente no hace lo que quiero.

8. Hable sobre una ocasión cuando usted hizo esto.

9. Ahora escoja una conducta de su vida que le gusta – algo que le parezca eficaz y que le gustaría continuar haciendo. (Hasta podría ser algo que sólo ha hecho una vez). ¿Cuál es la conducta que quiere seguir teniendo?

Ejemplo:

Quiero seguir siendo sincera con mis amigos.

10. Hable sobre una ocasión cuando hizo esto.

El desarrollar este tipo de aceptación y perdón hacia sí misma es realmente un arte, uno que puede aprender. Y una vez que lo aprenda, una vez que practique el arte de tener compasión hacia sí misma, se abre a una de las grandes promesas de la recuperación: "No nos arrepentiremos del pasado ni deseamos negarlo".*

⌒ *La mujer y su práctica de los Doce Pasos*

Reconfortándose: Celebre

Proponga hacer algo divertido después de hacer su Quinto Paso – o después de completar la primera parte del Quinto Paso, si es que lo va a hacer en sesiones cortas. Haga algo que para usted es especial, una celebración. Salga a cenar con un amigo o amiga. Vaya a ver una película chistosa. Relájese en la tina, con velas prendidas. Para usted, ¿cuál sería una fabulosa manera de celebrar? Disfrute el tiempo que pasa planeando y anticipando esta celebración especial. Pídale a una amiga o amigo que la ayude, si quiere. La gente de su grupo de recuperación probablemente estará muy entusiasmada de reconocer este evento importante en su recuperación.

Gratitud

Escriba una cosa que ha aprendido al trabajar con el Quinto Paso, y por la cual se siente agradecida. Algunos ejemplos:

Siento mucha menos vergüenza de mi pasado.

Me siento profundamente aceptada por mi madrina.

---

* "No nos arrepentiremos del pasado ni deseamos negarlo" se toma de *Alcoholics Anonymous* (New York: Alcoholics Anonymous World Services, 1976), 83.

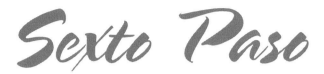

Sexto Paso

*Estuvimos dispuestos a dejar que Dios eliminase
todos estos defectos de carácter.*

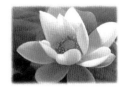

El Sexto Paso trata de *la disposición y el conocimiento personal*. Este Paso no exige que cambiemos ahora mismo; más bien nos invita a que estemos dispuestas a cambiar. Ponernos en disposición significa estar listas para desprendernos de los hábitos o los rasgos que han causado el desequilibrio en nuestra vida. Hasta se habla de estar dispuestas a estar dispuestas. Tal vez no estemos listas todavía para cambiar, pero estamos listas para estar abiertas a la posibilidad de cambiar.

Un elemento clave de esta disposición es el estar abierta a un conocimiento más profundo de nosotras mismas. La mayoría de nosotras tenemos que tomar conciencia de un patrón de conducta primero, y después pasar tiempo trabajando con esa conciencia antes de estar listas para cambiar el patrón. Así era con nuestra adicción: tomamos tiempo para darnos cuenta de que éramos adictas, luego más tiempo para poder aceptarlo y para estar dispuestas a desprendernos de la conducta destructiva. Necesitamos tiempo para reconocer las barreras que impiden que cambiemos nuestra conducta. Por eso, el Sexto Paso no es algo que hacemos de una vez sino un proceso en el cual participamos continuamente en nuestra vida.

En este capítulo usted va a practicar unos rituales específicos que representan lo que significa desprenderse. También podrá enfocarse en un solo patrón que quiere cambiar y examinar las barreras que han impedido que se desprenda de él.

La disposición

1. El hacer algo simbólico puede ayudarla a aprender con todo su ser lo que significa estar dispuesta a desprenderse de algo. Escoja o modifique como le convenga una de las siguientes actividades:

   • Si vive cerca del mar, un lago o estanque, recoja doce piedras y tírelas al agua, una por una. (También podría hacer la actividad con doce monedas de un centavo y una fuente). El propósito del ejercicio es sentir cómo usted tira las piedras al agua con toda su fuerza o de ver lo que se siente al abrir la mano para dejar que las piedras caigan al agua. Delicada o fuertemente – haga lo que su cuerpo le pida. Al soltar las piedras, dígase a sí misma. "Estoy desprendiéndome de …."

   • Recoja doce hojas y suéltelas al viento. También podría dejarlas caer desde la ventana del segundo piso (u otro lugar alto), y mirar cómo se las lleva el viento. Igual podría estar parada en la tierra y tirarlas al aire. Funcionará mejor si tira todas a la vez. Al soltar las hojas, dígase a sí misma, "Estoy desprendiéndome de …."

2. ¿Cómo fue para usted hacer este ritual para desprenderse de todo?

3. Repase lo que escribió en la pregunta número 4 del Cuarto Paso (páginas 34–36). Escoja dos o tres conductas o creencias de las cuales le gustaría desprenderse. Escríbalas en pequeños pedacitos de papel. Luego, haga una de las siguientes actividades:

   • Ponga los pedacitos de papel en el inodoro y tire el agua.

   • Ponga los pedacitos de papel en un recipiente a prueba de fuego (como un cenicero o una cacerola) y quémelos.

4. ¿Qué aprendió acerca de estar dispuesta a desprenderse?

> *"Nosotros decimos progreso, no perfección".* En otras palabras, usted puede enfocar su progreso y aceptar que es imperfecta, que siente rebeldía y que no está lista.*
>
> ⁓ *La mujer y su práctica de los Doce Pasos*

El conocimiento personal

Repase sus respuestas a las preguntas 7 y 8 del Quinto Paso (página 43). En esas preguntas usted escribió sobre un patrón de conducta que ya no quería seguir repitiendo. Si esa conducta todavía es una prioridad para usted, enfóquese en ella en las preguntas que siguen. Si hay otra conducta que le parece más importante, puede enfocarse en ella. Se explorarán los ejemplos que se presentan a continuación a lo largo de los Sexto y Séptimo Pasos para ayudarla a pensar en su propio proceso.

5. Identifique un patrón de conducta que le gustaría eliminar.

Ejemplos:

a) *Muchas veces he manipulado a la gente para poder conseguir lo que quiero.*

b) *A veces me pongo furiosa y tengo reacciones exageradas cuando mis hijos no hacen lo que quiero.*

---

* "Nosotros decimos progreso, no perfección" se toma de *Alcoholics Anonymous* (New York: Alcoholics Anonymous World Services, 1976), 60.

6. A veces somos enteramente responsables de un patrón de conducta. Por ejemplo, nunca es apropiado pegarle a nadie, a no ser que esté defendiéndose.

Por otra parte, y sobre todo en las relaciones con otras personas, a veces hay aspectos de un patrón de los cuales no somos responsables. No somos responsables de lo que hace otra persona. Conviene saber de qué cosas somos responsables y de cuáles no lo somos.

Examinando los patrones de conducta que identificó en la pregunta número 5, ¿hay algunos aspectos de esos patrones de los cuales usted *no* es responsable? Si los hay, ¿cuáles son?

Ejemplos:

a) Cuando le pido a la gente directamente lo que necesito, a menudo me ignoran. Por eso, he aprendido a ser manipuladora. No soy responsable de que la gente me ignore cuando le pido algo directamente.

b) No soy responsable de que mis hijos decidan no seguir mis consejos.

7. En cuanto al patrón sobre el que usted ha decidido escribir, ¿de qué aspectos es usted responsable? (Usted sí es responsable de sus propias emociones y conductas).

> **Ejemplos:**
>
> *a) Decidí manipular a mi jefe en vez de decirle directa y respetuosamente lo que pienso. He tenido miedo de meterme en problemas con mi jefe si actúo de una manera directa y segura de mí misma.*
>
> *b) Me enojo porque me siento frustrada. Soy responsable del daño que le hago a otras personas cuando estoy enojada. Es mi responsabilidad desarrollar maneras de vivir en un mundo donde la gente no hace siempre lo que quiero. Soy responsable de ganar el respeto de mis hijos para que ellos hagan lo que se les pide sin tener miedo de mi enojo.*

8. ¿Cuáles son las barreras que han impedido que usted cambie? Por ejemplo:

- ¿Qué teme que vaya a pasar si se desprende de esta conducta?

- ¿Cómo es que esta conducta la protege del dolor?

- ¿Cuál es la emoción que usted está evitando sentir con esta conducta?

> Ejemplos:
>
> a) *No conozco otra manera de conseguir lo que quiero. Si no manipulo a la gente, quizás nunca consiga lo que necesito de ellos.*
>
> b) *No sé cómo ganar el respeto de mi hijos (ni de nadie) excepto con enojo. Tengo miedo de que mis hijos se hagan daño o que lastimen a otros si no controlo su conducta. La ira me ayuda a no sentirme impotente ni vulnerable.*

Reconfortándose: Escribir en un diario

Las emociones como el miedo y la vulnerabilidad pueden ser agobiantes. Cuando las emociones parecen demasiado intensas, a menudo ayuda escribirlas. El escribir nos ayuda a aclarar lo que estamos sintiendo, lo que está causando esos sentimientos y si queremos actuar acorde a ellos, y cómo. El escribir también nos puede ayudar a dar sentido a una experiencia confusa o dolorosa. Podemos desahogar nuestro enojo con papel y lápiz en vez de hacerlo en voz alta y con otras personas.

El escribir también es una buena manera de reflexionar sobre experiencias y sentimientos positivos. Muchas de nosotras llevamos nuestros momentos dolorosos como cargas pesadas pero se nos olvidan fácilmente los éxitos y felicidades de la vida. Si expresamos esas felicidades en palabras en un papel, podemos leerlas y revivirlas cuando quiera que necesitemos ánimo.

Un diario es un libro en el que usted puede escribir este tipo de cosas. Es un lugar privado en el cual puede escribir acerca de sus experiencias, pensamientos y emociones. Un diario puede ser de muchas formas: un librillo o una libreta bellamente encuadernada son algunas opciones. No hay ninguna regla acerca de la frecuencia con que se debe escribir en su diario ni reglas de gramática, ortografía, etc. Puede escribir notitas, hacer listas – lo que le sea útil.

Cómprese o hágase un diario. Arriba en la primera página, escriba la fecha de hoy. Tome unos veinte minutos para escribir o bien a). algo que aprendió hoy, o b). algo que pasó hoy. Incluya sus sentimientos sobre la percepción o la experiencia. ¿Qué aprendió hoy sobre sí misma o los demás? ¿Qué ha empezado a creer? No debe importarle escribir algo profundo ni algo que otras personas leerán. Haga garabatos, ESCRIBA EN MAYÚSCULA o dibuje. Esto es sólo para usted.

Gratitud

Escriba una cosa que ha aprendido al trabajar con el Sexto Paso y por la cual se siente agradecida. Algunos ejemplos:

> Estoy más relajada en cuanto a las áreas de mi vida donde quiero crecer.

> Entiendo más acerca de las cosas dentro de mí que están impidiendo que yo cambie.

Séptimo Paso

Humildemente le pedimos a Dios que nos librase de nuestros defectos.

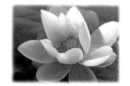

El Séptimo Paso nos ayuda a aprender sobre el *desprenderse* y la *humildad*. Es importante reconocer que la humildad del Séptimo Paso no es la humillación. La verdadera humildad significa tener un fuerte sentido de quiénes somos, estando conscientes de nuestras limitaciones y reconociendo nuestros puntos fuertes. La humildad no quiere decir ser pasiva ni que pasemos vergüenza. Significa reconocer tanto nuestros errores como nuestros éxitos, sin estar llenas de soberbia ni despreciarnos; significa seguir adelante para poder hacer lo que sea necesario en el futuro. La humildad también significa saber que no podemos cambiar tan sólo con la fuerza de voluntad. No podíamos romper el patrón de nuestra adicción sólo con la fuerza de voluntad y no podemos cambiar ningún otro patrón de esa forma tampoco. Necesitamos ponernos del lado de un Poder más grande que nosotras y dejar que los cambios vengan a su tiempo.

El desprenderse, el otro elemento importante del Séptimo Paso, significa sencillamente dejar nuestra vida y voluntad en manos de un Poder Superior. Es cooperar con nuestro Poder Superior en el proceso de desprenderse. En el Séptimo Paso descubrimos que para poder cambiar tiene que haber una cooperación entre nosotras y nuestro Poder Superior. Hay muchas maneras de cooperar con nuestro Poder Superior, incluyendo (entre otras cosas) rezar. En este capítulo podrá experimentar con un ritual que expresa lo que es poner su vida y voluntad en manos de su Poder Superior. También reflexionará sobre acciones específicas que puede tomar en cooperación con su Poder Superior para cambiar un patrón de conducta.

Cooperar con nuestro Poder Superior

La cooperación entre usted y su Poder Superior incluye la acción que necesita tomar tanto como su decisión de aceptar la ayuda y la dirección de su Poder Superior. Es como cantar a dúo: escucha la melodía que canta su Poder Superior y usted canta la armonía. "Escuchar la melodía" significa estar en armonía con esta fuerza del universo. Nuestros "defectos" son las cosas que impiden que escuchemos. A medida que dejamos nuestra vida y voluntad en manos de un Poder Superior, podemos escuchar mejor la melodía.

Entonces, ¿en qué consiste poner nuestra vida y voluntad en manos de un Poder Superior, o sea, escuchar la melodía?

1. Poner su vida y voluntad en manos de su Poder Superior puede parecer algo muy abstracto. Una "caja de Dios" o una "lata de Dios" proporcionan una manera concreta de entregar su vida y voluntad a un Poder Superior. Busque una caja de zapatos, una caja de joyas, una lata de café u otro recipiente parecido. Hasta un sobre puede funcionar. Usted puede decorarlo o ponerle un nombre.

2. Repase las preguntas 5 a 8 del Sexto Paso (páginas 48–51). Cuando esté lista para poner el patrón de conducta sobre el que escribió en manos de su Poder Superior, escriba una descripción de ese patrón en un pedazo de papel y póngalo en su "caja de Dios". Recuerde que siempre puede cambiar de idea y sacar el papel de la caja. Meter el papel en la caja significa dar control a su Poder Superior. Sacar el papel de la caja significa volver a tomar control.

3. También puede meter en su "caja de Dios" descripciones de otras cosas que quiere dejar en manos de su Poder Superior. Puede agregar los nombres de personas, lugares o cosas que usted ha querido controlar. Escriba y ponga en la caja cualquier cosa que ya no quiera cargar. Luego cierre la tapa o la solapa.

4. ¿Cómo fue para usted la experiencia de hacer una "caja de Dios"? ¿Qué sintió al poner algo en ella? ¿Le fue útil o carecía de significado? ¿Sintió una mezcla de emociones?

5. En el Séptimo Paso se habla de "pedirle" a su Poder Superior que haga algo con las cosas que usted ha puesto en sus manos. Puede pensar en el concepto de "pedir" como rezar o estar abierta para recibir amor y dirección espiritual. Piense en una de las cosas que usted escribió y que puso en su "caja de Dios". ¿Qué está dispuesta a recibir de su Poder Superior? ¿O qué le gustaría pedirle a su Poder Superior?

La humildad también significa que reconozco una fuente espiritual más grande que yo misma.

⁓ Elena

La humildad

Usar la "caja de Dios" es una manera de poner nuestra vida y voluntad en manos de Dios, una manera de "escuchar la melodía". La segunda parte del dúo tiene que ver con la acción: cantar la armonía. Va a tomar acción, pero no sola. Parte de la humildad es reconocer que no podemos recuperarnos solas; lo hacemos con la ayuda de los demás y nuestro Poder Superior. Sigue siendo un dúo – usted está en armonía con lo que está cantando su Poder Superior. Ahora veamos lo que le toca a usted en esta relación cooperativa, la armonía que usted va a cantar.

6. Repase sus respuestas a las preguntas 5 - 8 del Sexto Paso (páginas 48–51). ¿Qué acción necesita usted tomar para cooperar con su Poder Superior y cambiar este patrón?

Ejemplo:

Hablaré con mi madrina acerca de cómo pedirle a mi jefe directamente algo que necesito. Voy a tener una conversación con mi madrina, en la que puedo ensayar lo que le voy a decir a mi jefe. Por ejemplo, le diré, "Tengo algunas preguntas acerca de lo que usted quiere que yo haga para cumplir con esta tarea. ¿Cuándo podríamos discutir este proyecto en detalle? Creo que necesito más o menos media hora de su tiempo". Voy a hablar con mi madrina sobre el miedo que siento cuando pienso en decir algo así a mi jefe.

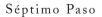

7. ¿Qué siente cuando piensa en tomar las acciones que acaba de describir?

> **Ejemplo:**
>
> *Tengo miedo pero también me siento orgullosa de mí misma porque tengo un plan para actuar, y no requiere que yo haga algo totalmente nuevo de una vez y por pura fuerza de voluntad. Hablar con mi madrina parece ser un buen comienzo. Tengo confianza de que éste será un paso hacia el cambio, el cual no me presiona demasiado, en el sentido de tener que cambiar todo de una vez.*

8. Puesto que la humildad implica el reconocer nuestras cualidades tanto como nuestros defectos, conviene examinar la conducta que estamos poniendo en manos de un Poder Superior para ver los puntos fuertes que están escondidos, los cuales no queremos perder.

Examinando el patrón de conducta sobre el que ha estado escribiendo, ¿hay algo en él que quiera retener? ¿Algo que le sirve pero que no daña a otras personas? Si contesta que sí, describa lo que usted quiere retener. Si no hay tal cosa, ¡no tenga reparos en decir que no!

Ejemplo:

Quiero dejar de ponerme furiosa, pero sé que todavía hay situaciones en las que me voy a enojar con justa razón. Quiero ser fiel a mis sentimientos, mi fuerza y mi percepción de la realidad. Puedo enojarme y expresar mi enojo clara y directamente, y de una forma concisa sin dañar a otra persona.

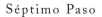

Mis errores son mis errores y ya no me definen.

⌐ *La mujer y su práctica de los Doce Pasos*

Reconfortándose: Palmas de las manos para arriba y para abajo

Una técnica que se llama "palmas de las manos para arriba y para abajo" la puede ayudar a aprender a poner las cosas en manos de un Poder Superior diariamente.

Siéntese, poniéndose cómoda, con la columna recta. Cierre los ojos y enfoque su respiración. Inhale lenta y profundamente mientras cuenta de uno a cuatro. Luego exhale lentamente, contando hasta cuatro. Haga esto cuatro veces más hasta que su respiración sea lenta y relajada.

Siga respirando lenta y uniformemente. Ponga las manos delante de su cuerpo, con las palmas para abajo. Imagine que está vaciando las manos de todo lo que usted ha cargado hoy. Sus manos están vacías – de gente, cosas y situaciones. Están vacías de las conductas de las que quiere desprenderse. También están vacías del intento de desprenderse de esas conductas. Están simplemente vacías, con las palmas para abajo.

Ahora, voltee las palmas para arriba. Siga respirando lentamente. Sus palmas están para arriba, abiertas para recibir lo que su Poder Superior quiera enviarle. Están abiertas para recibir lo que necesita para vivir hoy. Sus palmas están abiertas para recibir ayuda.

En cualquier momento del día, cuando necesita desprenderse de algo y recibir ayuda, puede tomar unos minutos para hacer este ejercicio de "palmas de las manos para arriba y para abajo".

Gratitud

Escriba una cosa que ha aprendido al trabajar con el Séptimo Paso y por la cual se siente agradecida. Algunos ejemplos:

Me siento más ligera después de haberme desprendido de algunas cosas pesadas.

Tengo un plan para poder hacer un cambio en un área de mi vida donde me he sentido atorada.

Octavo Paso

Hicimos una lista de todas aquellas personas a quienes habíamos ofendido y estuvimos dispuestos a reparar el daño que les causamos.

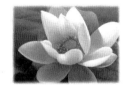

En los Pasos anteriores examinamos nuestra vida personal para ver en qué aspectos estaba desequilibrada. Ahora nos enfocamos en el desequilibrio en nuestras relaciones – con la familia, los amigos, las parejas o ex parejas, los vecinos, los jefes, los compañeros de trabajo, los ministros, las escuelas, las agencias del gobierno, los vendedores de carros, los reparadores, o con quien sea. El Octavo Paso nos ayuda a aprender a usar dos herramientas útiles en las relaciones: *el discernimiento* y la *disposición*.

Primero, aclaramos cómo nuestras acciones han afectado a los demás y lo que podemos hacer para poner las cosas en orden en nuestras relaciones. Reconocemos las cosas de las cuales somos responsables nosotras tanto como las cosas de las que son responsables los demás. Aprendemos a ver el daño que causamos sin condenarnos a nosotras mismas.

Segundo, nos abrimos a la posibilidad de hacer reparaciones. No tenemos que hacer reparaciones todavía (haremos eso en el Noveno Paso). Nada más exploramos esa posibilidad y tomamos en cuenta cualquier barrera que nos impida que estemos dispuestas a reparar daños.

En este capítulo, usted hará una corta lista de las personas que piensa que ha dañado. También reflexionará sobre qué (si es que hay algo) impide que esté dispuesta a hacer reparaciones.

El discernimiento

El discernimiento significa saber la diferencia entre una cosa y otra. En la recuperación, empezamos a aclarar a quiénes hemos dañado y a quiénes no. Hacer una lista de cien personas a quienes ha dañado a lo largo de su vida generalmente no es útil al comenzar su trabajo con el Octavo Paso. Mientras hace los ejercicios de este capítulo, recuerde que siempre puede volver al Octavo Paso para examinar más profundamente su pasado.

1. Haga una lista de cuatro o cinco personas a quienes usted ha dañado en los últimos años. Piense sobre todo en la gente que ha dañado debido a su adicción, tal vez mientras usaba su sustancia adictiva predilecta, o mientras estaba protegiendo su acceso a esa sustancia. No deje de incluirse a sí misma en esa lista. A continuación hay algunas preguntas para estimular sus pensamientos:

    *   ¿En cuáles de mis relaciones hay amargura, miedo u hostilidad?

    *   ¿Con quién me siento resentida? ¿A quién evito?

    *   ¿En cuáles de mis relaciones tengo asuntos por resolver?

    *   ¿A quién quiero tratar de otra forma de ahora en adelante?

    *   ¿Con quién quiero ser más honesta?

    *   ¿Es que estoy infeliz con alguien, pero tengo miedo de decírselo?

    *   ¿Estoy tratando de controlar algunas de mis relaciones?

2. En las tres páginas siguientes, tendrá la oportunidad de pensar acerca de estas relaciones. Va a escribir:

    *   *Nombre:* El nombre de la persona

    *   *Su responsabilidad:* ¿De qué manera ha dañado a esta persona? Escriba algunas acciones específicas, algunas palabras que ha dicho, el tono de voz que ha empleado, cosas que no hizo pero que debía haber hecho, y cómo sus acciones afectaron a la otra persona. Tome responsabilidad sólo de las acciones suyas, no de las cosas que realmente son la responsabilidad de la otra persona. Quizás la otra persona la haya dañado a usted también, pero éste no es el momento de enfocarse en eso.

- *Sus emociones:* Describa el dolor, la tristeza, el enojo, el miedo, la culpa o la vergüenza que siente acerca de esta relación. ¿Siente alegría, ilusión, esperanza o amor?

- *Sus intenciones:* ¿Qué espera lograr al hacer reparaciones o al decir la verdad?

A. Nombre:

- Su responsabilidad:

- Sus emociones:

- Sus intenciones:

B. Nombre:

- Su responsabilidad:

- Sus emociones:

- Sus intenciones:

C. Nombre:

   • Su responsabilidad:

   • Sus emociones:

   • Sus intenciones:

D. Nombre:

   • Su responsabilidad:

   • Sus emociones:

   • Sus intenciones:

E. Nombre:

• Su responsabilidad:

• Sus emociones:

• Sus intenciones:

La disposición

3. En el Noveno Paso va a decidir cómo va a hacer reparaciones con estas personas. Por el momento, sólo piense en las barreras. ¿Qué (si es que hay algo) impide que usted haga reparaciones con cada persona que ha mencionado. ¿Qué podría impedir que esté dispuesta a hacer reparaciones?

Ejemplos:

Tengo miedo de que ella me respete menos.

Tengo miedo de que él se enoje y que grite.

No tengo dinero.

Creo que simplemente tengo que vivir con el hecho de que esta relación ya se acabó.

Necesito seguir adelante con mi vida.

A. Nombre:

- Barreras que impiden que haga reparaciones:

B. Nombre:

- Barreras que impiden que haga reparaciones

C. Nombre:

- Barreras que impiden que haga reparaciones

D. Nombre:

- Barreras que impiden que haga reparaciones

E. Nombre:

• Barreras que impiden que haga reparaciones

Hoy, puesto que me quiero a mí misma, cultivo lo mejor de mí misma siendo honesta conmigo misma y con lo que está pasando dentro de mí. 'Sé honesta contigo misma.''...Trato de hacer esto en todas mis relaciones. Cuando no lo hago, es casi como prostituirme; hay algo que quiero conseguir y es una forma de manipulación. Lo que necesito hacer es ser directa y honesta acerca de lo que estoy sintiendo y dejar que los demás respondan como quieran.

⌒ Jackie

Reconfortándose: Movimiento

A veces la mejor manera de aliviar la ansiedad, el estrés, la culpa o la soledad que sentimos en nuestro cuerpo es movernos. ¿Qué tipo de actividad física disfruta? ¿Qué le relaja o le sube el ánimo? Podría:

• bailar

• mover el cuerpo al ritmo de la música lenta y graciosamente o entusiasta y desenfrenadamente

• correr

• caminar

• mecerse en un mecedora o en el piso

• levantar pesas

Si le da pena mover el cuerpo delante de otra gente, busque un lugar privado y dé vueltas, salte o levante las piernas como si formara parte de una compañía de danza. Imagínese que es un pájaro y que flota por el cuarto con los brazos estirados. No se preocupe de cómo se ve – al fin y al cabo, ¡nadie la está mirando!

Gratitud

Escriba una cosa que ha aprendido al trabajar con el Octavo Paso y por la cual se siente agradecida. Algunos ejemplos:

> Estoy empezando a creer que quizás pueda deshacerme de la culpa que por tanto tiempo he ido cargando.

> Me doy cuenta de que me he dañado a mí misma y que la recuperación forma parte de las reparaciones que me hago a mí misma.

Noveno Paso

Reparamos directamente a cuántos nos fue posible el daño que les habíamos causado, salvo en aquellos casos en que el hacerlo les perjudicaría a ellos mismos o a otros.

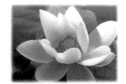

Cuando hacemos el Noveno Paso, necesitamos comprender dos cosas: lo que significa *reparar daños* y qué *acción* tenemos que tomar en cada relación. *Reparar daños* quiere decir responsabilizarse por su papel en una relación. *Responsabilizarse* significa responder de una forma apropiada a la otra persona. En el Octavo Paso, usted pasó tiempo aprendiendo a distinguir entre su papel y el papel de la otra persona en cada relación. Ahora está lista para pensar en la acción que sería apropiada tomar en cada caso.

En la mayoría de los casos, las reparaciones directas y honestas consisten en pedir perdón verbalmente o en otra acción directa, tal como devolver dinero. A veces, sin embargo, es más apropiado "vivir las reparaciones", es decir, simplemente empezar a tratar a alguien con más bondad o respeto. Si no podemos ir directamente a la persona (si se ha muerto, por ejemplo), podemos reparar daños simbólicamente, como lo es dar dinero a una organización caritativa o escribir una carta para leer a nuestra madrina.

En este capítulo usted decidirá cómo reparar daños con cada persona que puso en su lista de reparaciones en el Octavo Paso. Va a reflexionar sobre cómo responder en formas apropiadas y que no hagan daño a nadie, examinará sus motivos y se desprenderá de los resultados.

Las reparaciones

1. Repase lo que escribió en las preguntas uno y dos del Octavo Paso (páginas 61–64). Antes de decidir qué acción quiere tomar para reparar daños con cada persona, haga una pausa y piense en sus motivos. Su motivo es la razón o la intención por la cual hace algo. Para cada persona que está en su lista, *¿por qué* quiere reparar daños? Por ejemplo:

   - ¿quiere controlar la relación al aceptar la culpa?

   - ¿quiere que la otra persona la acepte o que no la abandone?

   - ¿está esperando que la otra persona se sienta culpable o que él/ella le corresponda reparando daños con usted también?

   - ¿quiere desquitarse del enojo pidiendo perdón?

   - ¿quiere que la otra persona responda de cierta forma?

   - ¿quiere de verdad poner las cosas en orden con la otra persona?

   - ¿está esperando mejorar la relación?

   - ¿está tratando de enfrentar o manejar su culpa?

Para cada persona en su lista, escriba su motivo por reparar daños.

A. Nombre:

   • Motivo:

B. Nombre:

   • Motivo:

C. Nombre:

   • Motivo:

D. Nombre:

   • Motivo:

E. Nombre:

   • Motivo:

2. Si tiene algunos motivos dudosos de los cuales necesita desprenderse, márquelos con un círculo en la lista que hizo. ¿Qué necesita hacer de una manera diferente?

   Ejemplos:

   Necesito desprenderme de mi deseo de controlar la manera en que esta persona responde. Necesito esperar para reparar daños hasta que encuentre una manera constructiva de manejar mi enojo.

3. Cuando piensa en el hecho de que usted no tiene control sobre la manera en que la otra persona responda a sus reparaciones, ¿cómo se siente (ansiosa, aliviada, contenta, frustrada)?

La honestidad sin la buena voluntad es agresión.

~ Dicho de Alcohólicos Anónimos

Acción

4. ¿Qué necesita usted hacer para crear la mejor relación posible con cada persona que está en su lista? Recuerde que hay que pensar en su propio papel en la relación y no responsabilizarse del papel de la otra persona.

Ejemplos:

Reparaciones directas: Pedir perdón sin criticar la conducta de la otra persona.

Reparaciones directas: Devolverle el dinero que le debo.

Reparaciones directas conmigo misma: Descansar lo suficiente cada noche.

Viviendo las reparaciones: No decir nada, pero empezar a tratarla con más respeto.

Viviendo las reparaciones: Ser honesta con él acerca de lo que siento.

Viviendo las reparaciones: Hacer el compromiso de pasar dos horas por semana con mi hija, haciendo una actividad que a ella le gusta.

Reparaciones simbólicas: Hacer un donativo a la universidad donde hice trampas.

A. Nombre:

   • Reparaciones:

B. Nombre:

   • Reparaciones:

C. Nombre:

   • Reparaciones:

D. Nombre:

   • Reparaciones:

E. Nombre:

   • Reparaciones:

5. Repase su lista de reparaciones para asegurarse de que estas acciones no le hagan daño ni a usted, ni a la otra persona ni a nadie más. Si piensa que quizás haga daño a alguien, cambie su plan. Recuerde que el hecho de que usted se sienta incómoda o que la otra persona se enoje, no significa necesariamente que haya hecho daño. Puede ser parte del proceso de poner las cosas en orden el que haya cierta incomodidad, enojo o que la otra persona se sienta lastimada. Tal vez sea buena idea hablar con su madrina o con otra persona sobre sus planes para ver si realmente harán daño.

En cada situación ahora puedo responder en vez de reaccionar. Eso significa tomar tiempo para reflexionar sobre la situación y tomar una decisión acerca de la mejor respuesta posible.

— Marta

6. Ponga en acción el plan que hizo de reparar daños con por lo menos una persona de su lista. Después, escriba aquí sobre la experiencia. ¿Cómo se siente? ¿Qué ha aprendido?

Reconfortándose: Un lugar reconfortante

Todas necesitamos un lugar al que podemos ir para sentirnos protegidas del estrés por un tiempo. Sin embargo, a veces no podemos buscar refugio en un lugar real y tangible en el mundo. Para esos momentos, conviene tener un lugar especial en nuestra mente.

Para encontrar su lugar reconfortante, respire una vez lenta y profundamente. Cierre los ojos y siga respirando lenta y profundamente. Relájese con cada respiración.

Cuando empiece a sentir el cuerpo pesado, imagínese en un lugar que para usted es seguro y tranquilo. Podría ser un lugar real al que ha ido o un lugar inventado. Puede ser adentro o afuera: un cuarto, una pradera, una playa, un jardín. Imagínelo como quiera: con o sin gente, con mucha o poca luz, caliente o más frío. Cierre la puerta con llave o construya muros altos, si esto le hace sentirse más segura. O abra el espacio si eso la ayuda a respirar mejor y a no sentirse sofocada.

Luego, imagínese sentada o acostada en este lugar reconfortante. Imagine sonidos apacibles y tal vez una fragancia placentera y que relaja. Deje que este lugar le llene todos los sentidos.

Usted puede aprender a ir a su lugar reconfortante fácilmente si practica así: Cierre los ojos y vaya a su lugar por un minuto. Luego abra los ojos y vuelva al mundo real. Luego cierre los ojos y vuelva a su lugar reconfortante. Practique este ir y volver hasta que ir allí se vuelva natural.

Gratitud

Escriba una cosa que ha aprendido al trabajar con el Noveno Paso y por la cual se siente agradecida. Algunos ejemplos:

> Ahora tengo una mejor relación con mi madre.

> Ya no tengo vergüenza de ir a la tienda donde robé cosas.

Décimo Paso

Continuamos haciendo nuestro inventario personal y cuando nos equivocábamos, lo admitíamos inmediatamente.

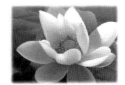

El Décimo Paso es el primero de los tres Pasos que nos ayudan a mantener nuestra recuperación. En este Paso nos comprometemos a practicar consistentemente las cosas que nos eran tan beneficiosas en Pasos anteriores. Esta práctica regular (sea que la llamemos un inventario o nuestro balance del día) es una disciplina que apoya nuestra salud emocional y espiritual. La práctica espiritual es el proceso de volver una y otra vez a una disciplina o a una tarea, y de hacerla aun cuando parece que no estamos progresando. El punto es ponernos en armonía con la esencia de la vida en el momento presente y de expresarla en todos nuestros asuntos.

Los Pasos anteriores se trataban del pasado; el Décimo Paso nos ayuda a estar en el presente. Reflexionamos sobre nuestras relaciones y emociones actuales. Reparamos daños inmediatamente, antes de que las cosas se pongan peor.

Es este capítulo, conocerá una técnica para hacer regularmente un balance del día, para poder encontrar su propia manera consistente de hacer el Décimo Paso.

Estar presente

Una manera de practicar el Décimo Paso es hacer "el balance del día". Cada noche antes de acostarse, repase su día. Hágase preguntas como:

- ¿Qué aprendí hoy sobre mí misma o sobre otras personas?

- ¿Cuáles fueron hoy mis puntos fuertes?

- ¿Cuáles fueron hoy mis retos?

- ¿Hoy fui deshonesta conmigo misma o con otra persona?

- ¿Cómo me sentí sobre mí misma hoy?

- ¿Hay algunos asuntos por resolver entre otra persona y yo?

- ¿De qué estoy agradecida hoy?

1. Durante los próximos cuatro o cinco días, dedique veinte minutos cada noche para "hacer el balance del día". Reflexione sobre su día – las preguntas sobredichas pueden ayudarla. En nuestras vidas tan llenas de ocupaciones es importante tomar tiempo para reflexionar. Esto no es simplemente una lista de las cosas que pasaron durante el día, sino una reflexión más profunda sobre lo que los eventos significaban para nosotras. A continuación y en las siguientes páginas, escriba durante los siguientes cinco días sus reflexiones sobre su día.

   Día 1:

Día 2:

Día 3:

Día 4:

Día 5:

Sea que estemos lavando los platos, trabajando en el jardín o meditando, se trata de estar presente. La práctica nos obliga a vivir plenamente en el momento presente.

⌒ Ruth

La disciplina

Después de haber hecho su balance del día durante varios días, utilice las siguientes preguntas para reflexionar sobre la experiencia.

2. ¿Qué aprendió usted sobre sí misma, habiendo hecho el balance del día?

3. ¿Cuáles son las barreras que se le presentan y que hacen que sea un reto hacer el balance de cada día?

4. ¿Cómo puede superar esas barreras? Cuando tenga una práctica regular del Décimo Paso, ¿en qué va a consistir?

Si usted lo desea, puede usar el diario que empezó en el Sexto Paso para continuar la práctica de hacer el balance del día.

Sigo haciendo un inventario personal de mi verdad e inmediatamente la reconozco, sea lo que sea.... Profundiza más la verdad y respétala siempre, aun si te resulta incómodo o difícil.

⌒ Jackie

Reconfortándose: Caminar como forma de meditación

Algunas formas de meditación nos ayudan a estar más conscientes en el momento presente. Una de ellas es la meditación que se hace caminando. Busque un cuarto o un lugar afuera donde tenga un espacio abierto para poder caminar y donde pueda estar a solas y sin interrupciones. Es ideal estar al aire libre, pero también puede caminar por su casa. La clave para hacer la meditación mientras camina es de caminar *muy despacio*. Debe tardar cinco segundos en tomar un solo paso.

Para empezar, párese y respire una vez, lenta y profundamente. Mantenga los ojos abiertos y enfocados en el piso o el espacio delante de usted. Tome un paso muy lento. Sienta cada movimiento de cada músculo. Sienta la presión del piso al colocar su pie en él. Haga una pausa. Tome otro paso. Fíjese en las áreas de tensión en su cuerpo, si es que las hay. Observe cada sensación sin juzgarla como buena o mala. Si le distraen algunos pensamientos, déjelos ir sin forzarse a hacerlo y vuelva a enfocarse en su cuerpo. Sienta la presión al colocar su talón y luego la planta del pie. Sienta los dedos del pie tocar el piso. Haga una pausa. Luego tome otro paso.

Camine de tres a cinco minutos. Puede usar un cronómetro para que no tenga que pensar en el tiempo.

Gratitud

Escriba una cosa que ha aprendido al trabajar con el Décimo Paso y por la cual se siente agradecida. Algunos ejemplos:

> Hacer el balance del día me ayudó a reconocer que me sentía ansiosa y a descubrir por qué. Luego hice algo para remediarlo y no me obsesioné con las galletas.

> Estoy empezando a tener más claridad y a sentirme más segura acerca de lo que creo y de mis valores.

Onceavo Paso

Buscamos a través de la oración y la meditación mejorar nuestro contacto consciente con Dios tal como lo concebimos, pidiéndole solamente que nos dejase conocer su voluntad para con nosotros y nos diese la fortaleza para aceptarla.

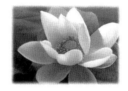

La oración, la meditación y el contacto consciente son los temas del Onceavo Paso. En *La mujer y su práctica de los Doce Pasos,* la oración se define así: "Orar es el acto de pedir a un Poder Superior o de buscar interiormente conocimiento más profundo. En el Tercer Paso pedimos a un Dios tal como lo concebimos; de la misma manera podemos orar en la forma que queramos". Para algunas mujeres, las oraciones de AA son útiles; otras las adaptan para coincidir con su concepto de Dios; y otras buscan otras formas muy diferentes para rezar.

Asimismo, hay muchas maneras de entender el contacto consciente. Podemos entenderlo como la conciencia espiritual y la conexión, como un diálogo o armonía con el espíritu que mueve el universo o como nuestra decisión de pensar y de actuar en armonía con ese espíritu. El contacto consciente es una decisión premeditada de cooperar con nuestro Poder Superior. Nos abrimos a posibilidades que no podemos controlar.

La oración es comunicación activa y la meditación, en cambio, es permanecer quieta y escuchar. Es el momento de derrotarse, de recibir y de desprenderse de todo. La práctica regular de la meditación crea dentro de nosotras un lugar tranquilo, no importa lo que ocurra en nuestra vida diaria.

La serenidad no implica escaparse de las tormentas de la vida. Es la calma en el centro de la tormenta que me ayuda a seguir adelante.

⌐ *La mujer y su práctica de los Doce Pasos*

"Escuchar" en meditación no significa necesariamente oír algo; no obstante, la práctica de escuchar es una manera de aumentar nuestra capacidad de permanecer abiertas a lo que nos traiga la vida.

Igual que el Décimo Paso, el Onceavo Paso es uno de los Pasos que nos ayuda a mantener nuestra recuperación, y en el cual establece las prácticas diarias que le van a servir durante toda su vida. En este capítulo usted va a reflexionar sobre cómo entiende su Poder Superior actualmente, y podrá explorar diariamente prácticas de concientización espiritual.

La oración

1. El concepto de nuestro Poder Superior frecuentemente crece y cambia a medida que progresamos en nuestra recuperación. Repase lo que escribió para las preguntas 5 y 6 del Segundo Paso (páginas 18–19). ¿Cómo ha cambiado (o no ha cambiado) su concepto de su Poder Superior? ¿Qué cree con respecto a su Poder Superior ahora?

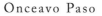

2. ¿Cómo reza usted? Si tuviera la costumbre de rezar, ¿qué haría?

    Ejemplos:

    Digo una de las oraciones de AA todas las mañanas.

    He escrito o adaptado mi propia oración diaria. Es así:...

    Dedico diez minutos antes de acostarme para hablar con mi Poder Superior, usando cualquier palabra que me venga a la mente.

    En la tradición musulmana, rezamos cinco veces al día, de esta forma:...

> *Cuando rezo, entablo una conversación.... Pido en voz alta, ¿Qué necesito del universo y qué necesita el universo de mí?*
>
> ⌣ Grace

Meditación

3. Proponga hacer de tres a cinco minutos de meditación durante los próximos cuatro o cinco días. Piénselo con anticipación para determinar cuándo sería el mejor momento para usted. Para algunas personas los primeros o los últimos minutos del día funcionan bien; otras personas se sienten apuradas o con demasiado sueño en esos momentos. ¿Puede ir al algún lugar para estar sola durante la hora del almuerzo? ¿Puede tomar un descanso en la tarde? ¿Cuándo es el mejor momento del día para tomarse de tres a cinco minutos de quietud?

4. Ya ha aprendido varias técnicas de meditación para reconfortarse a sí misma. En el Tercer Paso aprendió a enfocarse en la respiración. En el Séptimo Paso aprendió "palmas de las manos para arriba y para abajo". En el Décimo Paso aprendió a caminar como forma de meditación.

Hay muchas otras técnicas pero todas tienen unas cosas en común. La primera es la posición del cuerpo. A menos que esté caminando como forma de meditación, probablemente estará sentada y quieta para meditar. Puede sentarse en una silla o en el piso. Es importante encontrar una postura que sea suficientemente cómoda, para que no tenga que moverse constantemente mientras medita. También es importante sentarse con la columna recta y la cabeza alineada con la columna. Sentarse de forma erecta ayuda a que el cuerpo permanezca alerta y enfocado. Es una postura buena para poder relajarse y a la vez estar alerta. Además, sentarse de forma erecta permite que respire profunda y libremente. De esta manera, la energía puede fluir y subir libremente por su cuerpo. Por eso, busque una postura en la que no tenga la espalda ni arqueada ni jorobada. Puede ser que le resulte más cómodo usar un cojín para apoyar la espalda. Algunas personas pueden sentarse cómodamente en el piso, con la columna recta y las piernas cruzadas. A otras les gusta arrodillarse en el piso, con la columna recta, sentadas en los talones. Haga lo posible para lograr los tres siguientes objetivos:

- sentarse quieta

- sentirse reconfortada

- mantener la columna recta

Durante los próximos cuatro o cinco días, va a meditar de tres a cinco minutos cada día. Puede experimentar con una variedad de posturas. Haga una pausa ahora para pensar en cómo va a poder sentarse quieta y cómodamente con la columna recta cuando medite hoy.

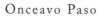

5. Generalmente es una buena idea respirar profunda y lentamente varias veces antes de empezar a meditar. Simplemente cuente hasta cuatro mientras inhala lentamente; luego cuente hasta cuatro mientras exhala. Hacer eso tres o cuatro veces la ayudará a relajarse y a enfocar su atención.

Después de respirar lentamente tres veces, empezará a sentirse más tranquila. Al principio, de tres a cinco minutos de meditación es suficiente. Poco a poco quizás quiera prolongar la sesión, de quince a veinte minutos, pero no se apresure. No está compitiendo con nadie.

El punto de la meditación es estar totalmente enfocada en el momento presente, abrirse y no pensar en nada. Usted está escuchando; no está creando un diálogo interior. Está permitiendo que su mente se tranquilice. Las diferentes formas de meditación son parecidas en que el propósito de todas es el de tranquilizar la mente y de enfocar la atención.

Por ejemplo, tal vez quiera permanecer sentada con los ojos cerrados. Si lo hace así, puede enfocar la atención, concentrándose en la sensación del aire que entra y sale por la nariz. O puede repetir una palabra o frase una y otra vez mentalmente, y despacio. Algo sencillo es ideal: "paz", "gracias", "om", (una palabra contemplativa tradicional del budismo), o el nombre de su Poder Superior. Esta palabra es simplemente una manera de expresar su intención de estar totalmente presente con el espíritu del universo.

Otras personas prefieren tener los ojos abiertos y enfocados en algún objeto. Por ejemplo, puede prender una vela, colocarla en una mesa delante de usted y enfocar la mirada en la llama. O puede colocar una flor en una mesa delante de usted y enfocar los ojos en la flor. Si prefiere meditar con los ojos abiertos, lo importante es enfocar la mirada en una sola cosa, y no estar moviendo los ojos de un objeto a otro. También ayuda escoger un objeto que sea reconfortante, o algo que tenga significado espiritual para usted. Por ejemplo, puede ser que una foto tenga significado espiritual para usted. O tal vez escoja un objeto simbólico, como la Estrella de David o una cruz.

Sea que cierre los ojos y que enfoque una palabra, o que abra los ojos y que enfoque un objeto, el propósito es el mismo: enfocar la energía mental mientras los pensamientos incesantes se hacen cada vez menos. Sin embargo, casi todas nosotras tenemos días en los que nuestra mente no se tranquiliza. Cuando ocurre esto, puede simplemente observar su mente mientras los pensamientos pasan por ella. Observe los pensamientos y deje que pasen. Si surgen emociones, obsérvelas y deje que pasen. Si se pone frustrada de "no hacerlo correctamente", simplemente observe la frustración y deje también que pase sin luchar con ella.

Cuando medite hoy, ¿qué palabra u objeto va a usar para enfocar la atención?

6. Ahora que ha pensado en cuándo y cómo le gustaría meditar, hágalo de tres a cinco minutos diariamente durante los próximos cuatro o cinco días.

Cuando enfrento un reto, me siento en silencio y medito, pidiendo ayuda para que no intervenga mi ego. Pido la fuerza para poder hacer lo que me corresponde.

⌒ *La mujer y su práctica de los Doce Pasos*

El contacto consciente

7. ¿Cómo es que la oración y la meditación la han ayudado a aumentar su contacto consciente con su Poder Superior? O, ¿cómo piensa que la oración y la meditación podrán ayudarla en el transcurso del tiempo?

La oración y la meditación son como una conversación y de esta manera mejoramos nuestro contacto consciente.… La oración me recuerda que tengo que extender la mano y ponerme en disposición de pedir ayuda. Orar es actuar en una relación.

⌒ Grace

Reconfortándose: Tabla de opciones para reconfortarse

Ya ha conocido una variedad de formas de reconfortarse sin su conducta adictiva. La tabla de la siguiente página le ofrece una manera de organizar sus ideas para reconfortarse. Es útil pensar en lo que puede hacer para cuidarse en varias situaciones para que no tenga que pensar tanto cuando esté estresada. La tabla se divide en secciones porque hay diferentes técnicas para reconfortarse en diferentes situaciones. Algunas cosas funcionarán cuando está sola en casa, pero no cuando está en un cuarto lleno de gente. Algunas técnicas están a su alcance durante el día pero no durante la noche. Necesita técnicas para reconfortarse en las cuatro circunstancias: cuando está sola, cuando está con gente, durante el día o durante la noche.

Tome unos minutos para pensar en técnicas para reconfortarse en cada tipo de situación. Escriba sus ideas en la tabla de la siguiente página.

Gratitud

Escriba una cosa que ha aprendido al trabajar con el Onceavo Paso y por la cual se siente agradecida. Algunos ejemplos:

> Ahora estoy más consciente de estar en armonía con mi Poder Superior.

> Por fin, tengo una manera de rezar que es apropiada para mí.

Tabla de opciones para reconfortarse *		
	Sola	Con otros
Día	Ejemplos: *dar un paseo, sentarme cerca de un lago, meditar*	Ejemplos: *pedir un abrazo, decir afirmaciones en silencio*
Noche	Ejemplos: *escribir en mi diario, tomar un baño caliente*	Ejemplos: *decir para mí, "¿no me importa lo que haya pasado"; ir en mi mente a mi lugar reconfortante por un minuto o dos.*

* De *Helping Women Recover: A Woman's Journal* por Stephanie S. Covington (San Francisco: Jossey-Bass, 1999), 54. Derechos de autor por Stephanie Covington. Reimpreso con el permiso de Jossey-Bass, Inc., Sucursal de John Wiley & Sons, Inc.

Duodécimo Paso

Habiendo experimentado un despertar espiritual como resultado de estos pasos, tratamos de llevar este mensaje a los alcohólicos y de practicar estos principios en todos nuestros actos.

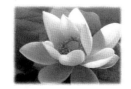

El Duodécimo Paso no es fin del proceso de la recuperación. Hemos emprendido un viaje que conduce a una nueva manera de vivir — lo mejor de nuestra vida está por comenzar. En esta jornada continua, nos enfocamos en el despertar espiritual, practicar los principios del programa y transmitir el mensaje.

Nuestro despertar espiritual consiste en nuestra nueva relación con algo más profundo y más grande que nosotras mismas. Nuestra nueva conciencia de un Poder Superior o Interior nos devuelve la entereza. Puede ser repentino o gradual; puede implicar aceptarnos a nosotras mismas, cambiar nuestras interpretaciones de los eventos pasados, encontrar la calma interior, cultivar la esperanza, y aun sentir nuevas sensaciones en nuestro cuerpo.

Trabajar con los Doce Pasos nos enseña a tomar conciencia de los principios de la recuperación. Aprendemos los dichos como, "Primero es lo primero", "Sólo por hoy", "Dejar nuestra vida y voluntad". Practicar estos principios significa vivir de acuerdo con estas ideas diaria y consistentemente. Con la práctica, se hace cada vez más natural aceptar las cosas que no podemos cambiar, cambiar las cosas que podemos, pedir ayuda y volver la mirada hacia adentro para buscar la calma.

Transmitir el mensaje a otros no implica que vendamos el programa. Más bien, es nuestra oportunidad de dar algo de nosotras mismas, de compartir nuestra verdadera experiencia, fuerza y esperanza. Compartir nuestra historia nos ayuda a apreciar lo vivas y conscientes que ahora somos. Paradójicamente, mantenemos nuestra recuperación al compartirla. Ésta es una experiencia de mutualidad, de dar y recibir continuamente.

En este capítulo final, usted va a pensar en cómo los principios de la recuperación pueden aplicarse a otras áreas de su vida, y reflexionará sobre cómo puede transmitir el mensaje a otros.

El despertar espiritual

1. Imagínese que le está contando a un amigo su experiencia del despertar espiritual. ¿Qué le diría?

Creo que he tenido un despertar espiritual como resultado de estos Pasos.... Y un despertar espiritual es continuo. Vuelvo una y otra vez a mí misma. Siento que he vuelto a mi punto de partida y que donde estoy empezando ahora es donde empecé hace tiempo. Ahora la espiritualidad es algo dentro de mí. Me siento agradecida por la conexión que tenemos con todo. Para mí, la espiritualidad es un volver, una reconexión.

— Mary Lynn

Practicando los principios

2. A continuación hay algunos de los principios que ha aprendido durante la recuperación. Para cada uno, describa cómo lo ha usado en su recuperación y cómo lo puede aplicar a otra área de su vida.

Principio	Cómo lo he aplicado en mi recuperación	Cómo lo puedo aplicar en otras áreas de mi vida
Dejar mi vida y mi voluntad		
Hacer mi inventario moral		
Tener relaciones sanas con otros		

Hasta que empecé la recuperación, nunca me asociaba con el tipo de persona que respetaba — gente que era creativa y exitosa en su mundo interior tanto como en el exterior.... Yo era 'adicta' a no obtener lo que yo quería y no me permitía tener relaciones gratificantes. Con el tiempo he podido aceptar cada vez más gratificación y la calidad de mis relaciones ha aumentado. La gente con quien me asocio es divertida, me ofrece amor y apoyo, y me anima y me inspira en mis esfuerzos creativos.

— Jackie

Transmitiendo el mensaje

3. He aquí algunas maneras en que tal vez pueda transmitir el mensaje a otros:

   - hablar en las juntas

   - apadrinar a alguien

   - contarle su historia a la gente que se lo pide

   - invitar a un adicto a la junta

   - vivir poniendo en práctica los principios de la recuperación

   - hacer trabajo voluntario en un hospital, una cárcel u otra institución

   - hacer servicio: hacer los preparativos para las juntas o coordinarlas, o ayudar de otra forma

   Hasta ahora, ¿ha transmitido el mensaje a otros?

¿Cómo le gustaría transmitir el mensaje a otros durante los próximos seis meses? (Recuerde que sólo puede dar lo que realmente tiene, y que no tiene que sentir ninguna presión para actuar).

Lo que aprendí en el programa era que estaba conectada con otras personas. No había nada que temer porque no estaba sola. No había ningún lugar adónde ir (no me iba a salir del planeta); no existía sin una conexión con los demás. El poder estar presente y sentir mi relación con los demás permitió que sintiera mi relación más grande con un Poder Superior. Los pasos me abrieron el corazón a ese nuevo nivel de relación.

— Grace

Reconfortándose: La Oración de la Serenidad

¡Felicidades! A estas alturas en su recuperación, probablemente esté consciente de que va adquiriendo cada vez más conocimiento de sí misma, libertad y conexión con otros, como si su vida fuera una espiral que va hacia arriba. Al principio, usted aplicó los principios de la recuperación sólo a su adicción, pero ahora puesto que su vida ya no gira en torno a su adicción, puede aplicar los principios al resto de su vida.

Como última técnica de reconfortarse, piense en cómo la Oración de la Serenidad podría aplicarse a alguna área de su vida que no sea su adicción. He aquí la oración:

> Dios, concédeme la serenidad
>
> para aceptar las cosas que no puedo cambiar,
>
> valor para cambiar las cosas que puedo,
>
> y sabiduría para discernir la diferencia.*

¿En qué áreas de su vida necesita esta serenidad, valor y sabiduría actualmente? Diga la Oración de la Serenidad (Puede memorizarla para decirla en momentos de estrés). Abra el corazón para poder recibir ayuda de su Poder Interior o Superior. ¿Qué es lo que puede y no puede cambiar?

Gratitud

Escriba una cosa que ha aprendido al trabajar con el Duodécimo Paso y por la cual se siente agradecida. Algunos ejemplos:

> Practico los principios de la recuperación cada vez más en mi vida diaria.
>
> Creo que he podido ofrecer algo importante a otra persona.

---

* De *The Twelve and the Twelve Traditions* (New York: Alcoholics Anonymous World Services, 1981), 41.

Acerca de la autora

Stephanie S. Covington, Ph.D., L.C.S.W., es una autora, terapeuta, asesora organizacional y conferencista reconocida nacionalmente. Ha sido pionera en el campo de los asuntos que atañen a la mujer y de la adicción y recuperación de las mujeres durante muchos años; ha desarrollado un innovador método de tratamiento específico de género para abordar las necesidades específicas de las mujeres y las niñas, el cual ha dado como resultado servicios eficaces en los ámbitos público, privado e institucional. Su práctica profesional incluye los ámbitos clínico y correccional.

Educada en la Universidad de Columbia y el Union Institute, la Dra. Covington es Diplomada por la mesa directiva de la Asociación Nacional de Trabajadores Sociales, la Asociación Americana de Sexología, y la Asociación Americana de Psicoterapeutas, y es miembro de la Asociación Americana de Terapia Matrimonial y Familiar.

La Dra. Covington vive en La Jolla, California, donde es codirectora del Instituto para el Desarrollo Relacional y el Centro de Género y Justicia. Para ver una lista reciente de los artículos y descripciones de los seminarios actuales para profesionales de la Dra. Covington, visita www.stephaniecovington.com y www.centerforgenderandjustice.org o póngase en contacto con la Dra. Covington por correo o correo electrónico:

Institute for Relational Development
Center for Gender and Justice
7946 Ivanhoe Avenue, Suite 201 B
La Jolla, California 92037
sscird@aol.com
www.stephaniecovington.com
www.centerforgenderandjustice.org
(858) 454-8528

Otras publicaciones de Stephanie S. Covington, Ph.D.

Awakening Your Sexuality: A Guide for Recovering Women

Beyond Trauma: A Healing Journey for Women (guía para el moderador, libro de ejercicios y DVD's)

Helping Women Recover: A Program for Treating Addiction (guía para el moderador y diario de la mujer)

Helping Women Recover: A Program for Treating Substance Abuse (edición especial para uso en el sistema judicial criminal)

Leaving the Enchanted Forest: The Path from Relationship Addiction to Intimacy

Voices: A Program of Self-Discovery and Empowerment for Girls (guía para el moderador y diario)

A Woman's Way through the Twelve Steps (También disponible en español)

A Woman's Way through the Twelve Steps: Program DVD

A Woman's Way through the Twelve Steps (Guía para el moderador)

Women and Addiction: A Gender-Responsive Approach (manual, DVD and CE test)

Women in Recovery: Understanding Addiction (También disponible en español)

Hazelden, organización nacional sin fines de lucro fundada en 1949, ayuda a la gente a rescatar su vida del padecimiento de la adicción. Construido sobre décadas de conocimientos y experiencia, Hazelden ofrece un enfoque integral a la adicción que aborda una amplia gama de necesidades del paciente, familiares y profesionales, incluyendo el tratamiento y el cuidado continuo para jóvenes y adultos, la investigación, la educación superior, la educación y abogacía pública, y las publicaciones.

La vida de la recuperación se vive "día por día". Las publicaciones de Hazelden, tanto educativas como inspiradoras, apoyan y fortalecen la recuperación durante toda la vida. En 1954, Hazelden publicó *Twenty-Four Hours a Day,* el primer libro de meditaciones diarias para alcohólicos en recuperación, y Hazelden sigue publicando obras que inspiran y guían a los individuos en el tratamiento y recuperación, y a sus seres queridos. Los profesionales que trabajan para prevenir y tratar la adicción también recurren a Hazelden en busca de programas con base empírica, materiales informativos y videos para uso en escuelas, programas de tratamiento y programas correccionales.

Por medio de sus publicaciones, Hazelden incrementa el impacto de la esperanza, el ánimo, la ayuda y el apoyo para individuos, familias y comunidades afectadas por la adicción y demás asuntos relacionados.

Si tiene preguntas acerca de las publicaciones de Hazelden, por favor llame al **800-328-9000** o visítenos en línea en **hazelden.org/bookstore.**